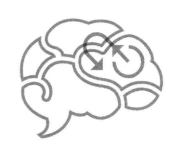

抑郁、焦虑和强迫障碍识别指南

主　编　张少平　秦　伟

副主编　陈银娣　汤琳夏　朱晓雨

上海大学出版社

·上海·

图书在版编目(CIP)数据

抑郁、焦虑和强迫障碍识别指南 / 张少平，秦伟主编. —上海：上海大学出版社，2023.5
ISBN 978‐7‐5671‐4694‐5

Ⅰ.①抑… Ⅱ.①张… ②秦… Ⅲ.①抑郁症－诊疗－指南②焦虑－诊疗－指南③强迫症－诊疗－指南 Ⅳ.①R749‐62

中国国家版本馆 CIP 数据核字(2023)第 065778 号

责任编辑　傅玉芳
封面设计　柯国富
技术编辑　金　鑫　钱宇坤

抑郁、焦虑和强迫障碍识别指南

主编　张少平　秦　伟
上海大学出版社出版发行
(上海市上大路 99 号　邮政编码 200444)
(https://www.shupress.cn　发行热线 021‐66135112)
出版人　戴骏豪

＊

南京展望文化发展有限公司排版
上海东亚彩印有限公司印刷　各地新华书店经销
开本 710 mm×1000 mm　1/16　印张 11.5　字数 188 千
2023 年 5 月第 1 版　2023 年 5 月第 1 次印刷
ISBN 978‐7‐5671‐4694‐5/R·31　定价　52.00 元

本书编委会

主　　编　张少平　秦　伟

副 主 编　陈银娣　汤琳夏　朱晓雨

学术秘书　钱美玲　汪　玥　董立杰
　　　　　姜　艳

编　　辑　陈思达　孙先仓

序

PREFACE

2018年教育部印发了《高等学校学生心理健康教育指导纲要》，针对当前高校大学生的心理健康问题，提出了教育教学、实践活动、咨询服务、预防干预"四位一体"的心理健康教育工作格局。基于此，由上海高校心理咨询协会主办、上海大学和上海康平医院具体承办的心理咨询师精神科临床培训项目已做了多年的研究工作，受训的咨询师获益匪浅。

当前，高校心理咨询师面临着诸多挑战，他们经常会遇到多种多样的心理问题。有些问题可能是常见的，比如抑郁、焦虑和强迫障碍，有些则可能不太常见。本书从精神科医生的视角，收集了大量当代心理学界的最新成果，结合实际操作的经验和大量的临床数据，以系统而全面的思路，介绍了心理健康问题的识别、理解、认知和治疗等。从生物、心理和社会多角度概括阐述了抑郁、焦虑等心理问题及实践心理咨询理论和技术，具体介绍了心理咨询师对抑郁、焦虑和强迫障碍等问题的处理方法，包括诊断、评估、干预和维护等，为高校心理咨询师提供一系列的解决方案。此外，本书还探讨了来访者的自我认知能力及来访者与咨询师之间的关系，有助于咨询师与来访者进行良好的沟通，更有效地引导来访者进行自我调整和改善。

希望本书能够为所有的心理咨询师提供必要的指导和帮助，使他们在从事咨询工作时能更好地掌握相关技术。同时，还希望本书能为高校心理咨询工作者提供一份指引，帮助来访者找到心理健康的和谐状态。

上海市精神卫生临床质控中心主任

宋立升

目 录
CONTENTS

第一章　抑郁障碍

第一节　概　　述

　　抑郁障碍是最常见的精神障碍之一,是指由各种原因引起的以显著而持久的心境低落为主要临床特征的一类心境障碍,会产生不同程度的认知和行为改变,可伴有如幻觉、妄想等精神病性症状。部分患者存在自伤、自杀行为,甚至因此死亡。抑郁障碍单次发作时间至少持续2周并会反复发作,大多数患者在发作后可以缓解,部分患者会有残留症状或转为慢性,可造成严重的社会功能损害。在整个临床相中,不会出现符合躁狂或轻躁狂发作的临床表现,一旦出现,就应该诊断为双相情感障碍。临床资料显示,相当一部分最初诊断为抑郁障碍的患者在日后随访中出现轻躁狂或躁狂发作,而修改诊断为双相情感障碍。对于这类抑郁发作,临床称为双相抑郁,又称为双相Ⅱ型,特点是:患者较抑郁发作者发病年龄轻、抑郁发作时间短、次数多、不典型症状多(进食、睡眠多,体重增加等),自责、自罪感强,多伴有精神病性症状。

　　抑郁障碍不等同于抑郁症,抑郁症是抑郁障碍的一种典型情况,抑郁障碍涵盖的范围更广。在不同的精神障碍分类诊断体系中,抑郁障碍包括的类型有所不同。在国际疾病分类《疾病及有关健康问题的国际分类》(*International Classification of Diseases*, ICD)第10版(ICD‐10)中,抑郁发作、复发性抑郁症、持续性心境障碍、其他心境障碍、未特定的心境障碍都归类于抑郁障碍。在美国《精神障碍诊断与统计手册(第5版)》(*The Diagnostic and Statistical Manual of Mental Disorders-5th Edition*, DSM‐5)中,抑郁障碍包括破坏性心境失调障碍、抑郁症、持续性抑郁障碍、经前期烦躁障碍、物质/药物所致的抑郁障碍、由于其他躯体疾病所致的抑郁障碍、其他特定的抑郁障碍等亚型。

一、源流与发展

　　抑郁障碍在人类诞生之初就伴随着我们,对人的生存和生活都有影响,但是把抑郁障碍作为一种疾病来探索认识和治疗是一个漫长的过程。古希腊医师希波克拉底认为"抑郁"由黑胆汁引起，之后，他进一步认为忧郁症以长时间的担心和失望为主要表现。古罗马时期，盖伦提出抑郁症包括悲伤、沮丧、失望、担心、愤怒、妄想和强迫等。在17世纪，英国学者罗伯特·伯顿(Robert Burton)从自身的忧郁体验出发，结合大量理论知识，出版了《忧郁的解剖》一书，书中描述了忧郁症是一种非常恐怖的疾病，"如果人间有地狱的话，那么在忧郁症患者心中就可以找到"。他对忧郁症临床表现的描述，在他之后的300年间再也无人超越。19世纪末，德国精神科医生埃米尔·克雷佩林(Emil Kraepelin)提出了躁狂-抑郁性精神病的概念概括这类障碍，将之视为一个疾病单元并根据结局是否出现痴呆而与早发性痴呆相鉴别。1920年，德国精神科医生库尔特·施耐德(Kurt Schneider)提出内源性抑郁症和反应性抑郁症的概念。这些有关抑郁症的认识和观点对之后抑郁症的诊断标准具有很大的影响。1980年，美国《精神障碍诊断与统计手册(第3版)》(DSM-3)首次使用major depressive disorder概念。2010年，世界卫生组织(WHO)发布了最新的国际疾病分类(ICD-10)也使用了同样的概念，从此抑郁症这个概念被广泛应用和接受。

抑郁障碍这个词语虽然不是中国人提出的，但在古代，人们就从医学角度对个体情感的异常变化进行了大量和持久的治疗实践，并用"忧郁"这个词语来描述心境，认为其与人的躯体疾病有关。中国传统医学把这类现象归于情志病，其记载最早见于《素问·阴阳应象大论》"人有五脏配五气，以生喜怒思悲恐"，"肝志在怒，心志在喜，脾志在思，肺志在悲，肾志在恐"。情志内伤是郁病的病因，其主要病理机制是肝失疏泄、脾失健运、心失所养及脏腑阴阳气血失调。郁证之称始出《内经》，明代医家虞抟在其所著的《医学正传》中首引郁证作为病名。关于郁证的论述很多，其中较为全面和深刻的认识来自医学名家张景岳，他认为"凡五气之郁则诸病皆有，此因病而郁也，至若情志之郁，则总由乎心，此因郁而病也"(《景岳全书·郁证》)，明确提出所谓"五气之郁"是由于各种病因致脏腑功能失调，而导致人体气血津液等瘀滞不通，是为因病而郁；而"情志之郁"则是由于情志忧郁导致一些躯体症状出现，属因郁而病。

二、病程及预后

抑郁障碍的平均起病年龄为 20～30 岁,但在每个年龄阶段都有抑郁障碍发作的可能性,多数患者为急性或亚急性起病,且秋冬季节发作概率更大,从抑郁障碍发作到就医接受治疗的时间平均为 3 年。抑郁障碍女性患病率大于男性,比例约为 2∶1。抑郁发作的平均病程为 16 周(中位数为 24.3 周),多数患者的抑郁症程度为中度或重度,严重影响其日常生活。抑郁发作治疗后平均痊愈时间约为 20 周,若不治疗,病程一般会持续 6 个月或更久。

大部分抑郁障碍患者经过系统治疗,症状会缓解或显著减轻,但仍有约 15% 的患者未达临床治愈标准,复发率约为 35%。首次抑郁发作缓解后约半数患者不再复发,但 3 次发作、未接受维持治疗的患者,以后的复发概率几乎为 100%。

抑郁症状缓解后,多数患者可恢复到病前的功能水平,但有 20%～35% 的患者可能会有残留症状,影响其社会功能或职业能力。若患者持续存在抑郁症状,却达不到抑郁发作的诊断标准,应考虑为部分缓解。抑郁症状残留会增加复燃和复发的风险,其中焦虑和躯体症状是最为突出的抑郁障碍残留症状。

影响抑郁障碍复发的因素主要有:维持治疗的抗抑郁药剂量及使用时间不足、生活应激事件、社会适应不良、慢性躯体疾病、家庭社会支持缺乏、阳性心境障碍家族史等。

三、流行病学

(一) 国外资料

由于疾病定义、诊断标准、流行病学调查方法和调查工具的不同,全球不同国家和地区所报道的抑郁障碍患病率差异较大。一项由国际精神疾病流行病学联盟(ICPE)进行的研究,采用 WMH － CIDI(世界卫生组织复合式国际诊断访谈)调查了来自 10 个国家和地区(美国和欧洲、亚洲的一些国家和地区)的 38 000 名成年人,发现大多数国家或地区的成年人终生患病率在 8%～12%,但是不同国家或地区之间存在的差异十分悬殊,其中美国为 16.9%,而日本仅为 3% 左右。据世界卫生组织 2012 年的统计,全球约有 3.5 亿名抑郁障碍患者,在对 17 个国家进行的精神卫生健康调查中发现,平均每 20 人中就有 1 人曾患或目前正患有抑郁障碍,抑郁障碍的年患病率为 1.5%,终生患病率为 3.1%,高达五分之一的妇女在分娩后会出现产后抑郁症状。这些流行病学调查结果进一步说明了社会文化因素对抑郁症的表现、诊断以及研究方法存在潜在影响。调查研究显示,不同类型的抑郁障碍患病率之间也存在差异:抑郁症的终生患病率为 7%、心境恶劣的终生患病率为 0.9%,破坏性心境失调障碍的终生患病率约为 3%,经前期烦躁障碍的终生患病率为 2%~5%,物质/药物所致的抑郁障碍的终生患病率大约为 2.6%。

(二) 国内资料

20 世纪 80 年代以前,我国精神科专业对心境障碍的诊断概念偏严,以致抑郁障碍的诊断率一直较低。随着我国精神病学的发展,国际诊断标准的普及,我国精神科临床对于心境障碍的诊断概念也有了新的认识。国内调查显示,抑郁障碍的患病率呈上升趋势。如 2003 年北京安定医院马辛等以 ICD - 10 精神与行为障碍分类中抑郁障碍的诊断标准为依据,对北京市 15 岁以上的部分人群进行了抑郁障碍的流行病学研究,结果显示,抑郁障碍患者的终生患病率为 6.87%,其中男性终生患病率为 5.01%、女性终生患病率为 8.46%。李献云等人的研究发现,北京综合医院抑郁障碍(采用 DSM - Ⅳ 诊断标准)的现患率为 5.2%、年患病率为 5.7%、终生患病率为 8.2%,住院患者的患病率明显高于门诊患者。北京大学国家发展研究院 2013 年的调查研究报告显示,中国现有 40%(约 7 400 万人)的老年人有程度较高的抑郁症状,与男性老年人相比,女性老年人的心理健康状况更为糟糕,具有程度较高抑郁症状的比例高达 47.6%。根据 2014 年《自然》杂志报道的全球抑郁症流行病学情况,中国的抑郁症患病率为 3.02%。然而目前我国仍缺乏全国大规模样本的新近患病率统计资料。

四、疾病负担

根据世界卫生组织关于全球疾病负担的研究,抑郁障碍占非感染性疾病所致失能(disability)的比重为 10%,至 2020 年已成为仅次于心血管疾病的第二大疾病负担源。欧洲的研究资料显示,23%的健康生命年损失(years of health life loss)源于脑部疾病,约占所有疾病负担的三分之一,其中抑郁障碍是最主要的失能因素。2010年全球疾病负担的研究报告显示,抑郁障碍的伤残调整生命年(disability-adjusted life years,DALYs)排名从1990年的第15位上升至第11位;研究还显示,从1990年至2010年,25种常见疾病导致的全球伤残生命年(years lived with disability,YLDs)排名,抑郁障碍一直名列第二位。该项研究还显示,从1990年至2020年,中国的神经精神疾病负担将从14.2%增至15.5%,加上自杀与自伤因素,将从18.1%上升至20.2%,占全球疾病负担的五分之一,精神障碍与自杀所占疾病负担将分别名列第一位与第二位,是精神疾病负担中最显著的问题。

抑郁障碍患者未经治疗或治疗不当,会引起自杀、自伤甚至杀害亲人,其危险性很高,最严重的后果是自杀。据调查,三分之二的抑郁障碍患者曾有自杀想法与行为,15%～20%的抑郁障碍患者最终自杀身亡。全球每年有近100万人因自杀身亡,其中约50%可诊断为抑郁障碍。美国所报道的抑郁障碍患者年自杀率为85.3/10万人,约是普通人群的8倍。我国上海的一项研究结果显示,抑郁障碍患者年自杀率约为100/10万人。国外有一项持续10年以上的前瞻随访研究证实,抑郁障碍的自杀率为4.0%～10.6%。Meta分析资料也显示,抑郁障碍的终生自杀风险概率为6%。一般认为,抑郁障碍患者自杀意念或自杀死亡的风险概率与年龄、性别、社会环境变化以及抑郁障碍严重程度相关。

第二节 病因与发病机制

抑郁障碍的病因是错综复杂的,基于目前的研究,其主要归因于生物、遗传、心理社会这三大因素。然而这三大因素彼此很难截然区分,它们交互作用,形成复杂的机制,最终造成抑郁障碍。

一、生物因素

(一) 神经生化

抑郁障碍患者存在神经递质水平或神经递质相关神经通路的功能甚至结构的异常。失调节假说认为,抑郁障碍患者的神经递质功能和内稳态功能出现失调节,而药物治疗的药理学作用在于恢复这些系统的正常调节。大脑中,5-羟色胺(5-HT)、去甲肾上腺素(NE)能被认为是与抑郁障碍的发病关系最密切和两种神经递质。

1. 5-羟色胺(5-HT)假说

5-羟色胺(5-HT)假说认为,5-HT 功能活动降低可能与抑郁发作有关。由于选择性 5-HT 再摄取抑制剂(SSRIs)如氟西汀治疗抑郁症的疗效被广泛确认,使得 5-HT 递质系统与抑郁症发病的关系受到越来越多的关注。5-HT 系统在调节睡眠、食欲、性行为、疼痛和昼夜节律等方面有着重要的作用,而抑郁障碍患者在以上各个方面均有问题。

2. 去甲肾上腺素(NE)系统假说

去甲肾上腺素(NE)系统假说提出,NE 与抑郁障碍发作有相关性。神经突触前膜具有控制 NE 释放作用的 α_2 自主受体,研究表明抑郁障碍患者 NE 释放减少,是由于 α_2 受体活性增强即突触前膜 α_2 受体超敏所致。某些抗抑郁药能够下调中枢 α 受体,通过减弱 α_2 受体介导的自主抑制作用而增加 NE 的释放。

3. 多巴胺(DA)系统假说

多巴胺(DA)系统假说认为,DA 也会对抑郁障碍发作有影响。增加 DA 功能的药物如中枢兴奋剂苯丙胺和利他灵,可以短暂提高情绪、缓解抑郁症状;DA 激动剂如溴隐亭,尽管在临床长期应用中效果不佳,但也有抗抑郁作用。新型非典型抗抑郁药如安非他酮主要通过阻断多巴胺的再摄取增加突触间隙 DA 含量。

现在的研究认为,除了 5-羟色胺、去甲肾上腺素和多巴胺系统外,情绪调节的理论也涉及其他物质,包括神经递质(如乙酰胆碱、γ-氨基丁酸)、激素(如甲状腺和肾上腺素)和神经肽(如内啡肽、脑啡肽)等。

(二) 神经内分泌

下丘脑-垂体-肾上腺素轴(HPA)、下丘脑-垂体-甲状腺轴(HPT)、下丘脑-垂体-生长素轴(HPGH)的功能异常与抑郁障碍发作有关,尤其是 HPA 功能异常。下丘脑-垂体-肾上腺轴(HPA)功能异常,如高糖皮质激素血症、昼夜分泌节律改变、地塞米松抑制等,抑郁障碍患者的抑郁程度越重、年龄越大,HPA 的异常就越明显。

生长激素(GH)、催乳素(PRL)、褪黑素(MEL)等也会影响患者导致抑郁发作。GH 的分泌存在昼夜节律,于慢波睡眠期达到高峰,而抑郁障碍患者的这种峰值会变得平坦;PRL 水平及分泌节律异常也与抑郁发作有关,PRL 对色氨酸和 5-HT 拮抗剂的反应性降低(经 TCA 治疗后上升),间接表明抑郁障碍患者 5-HT 受体功能改变;MEL 分泌受光照的影响,白天光线较强,MEL 分泌减少,夜晚光照减少,MEL 分泌增多,而季节性情感障碍(SAD)特征是每年秋冬季节抑郁症状反复发作,伴有睡眠增多、食欲增强及体重增加等非典型抑郁症状,春夏季节症状完全缓解,据此推测,MEL 分泌增多与 SAD 发病有关。除此之外,其他激素分泌节律的改变,如女性促卵泡激素和男性睾丸素分泌下降也与抑郁障碍有关。

(三) 神经免疫学

人体中枢神经系统的生理功能与免疫系统密切相关,内分泌系统在其间起桥梁作用。免疫系统疾病如类风湿性关节炎、系统性红斑狼疮等常伴有抑郁表现。有关应激事件对免疫系统影响的研究也证实了这种密切联系。情绪障碍和应激事件可以影响免疫功能，而免疫功能的改变也可能成为抑郁障碍的病因。被广泛认可的细胞因子假说提出，抑郁障碍是一种心理神经免疫紊乱性障碍。

最新分子生物学研究进展发现，神经系统、免疫系统、内分泌系统这三大系统间存在相互交叉，不仅有独自复杂的生物分子网络、自身调节和自我反馈功能，而且彼此之间借助于神经递质、细胞因子和内分泌激素联结成更复杂庞大的网络，在更高层次上相互影响和制约。三个系统之间平衡的破坏或者任何一个系统内部的异常都可能导致抑郁障碍。

(四) 神经生理

1. 睡眠与脑电生理异常

入睡困难、早醒、觉醒次数增多或睡眠过度是抑郁障碍的常见症状。抑郁障碍与睡眠及睡眠脑电变化的关系很早就受到关注，如睡眠延迟、快动眼睡眠 (rapid eye movement，REM) 潜伏期缩短、首次 REM 睡眠时程延长、δ 波睡眠等。有资料显示，抑郁障碍患者在抑郁障碍急性发作后 6 个月多导睡眠图指标大多恢复正常。抑郁程度越重，REM 潜伏期越短，且可预测治疗反应。全睡眠剥夺或 REM 睡眠疗法对抑郁障碍具有短期的良好疗效，这提示睡眠节律改变在抑郁障碍发病中具有重要意义。

2. 脑影像学研究

现有的脑影像学研究显示，部分具有精神病性病状的抑郁障碍患者(尤其是男性)，其计算机断层成像(CT)结果显示脑室扩大较明显；核磁共振成像(MRI)发现，抑郁障碍患者海马、额叶皮质、杏仁核、腹侧纹状体等脑区萎缩；功能核磁共振(fMRI)成像提示五组功能显像位点——情绪加工位点、认知控制位点、情感认知位点、犒赏过程位点、静息态功能连接位点，发现青年重型抑郁障碍患者共同的特征是与这五组功能区密切相关的前扣带回、腹内侧前额叶皮层、眶额叶皮层、杏仁核存在异常激活。但是，这些研究尚待可重复的结论。

二、遗传因素

多方面的遗传学研究显示，在抑郁障碍的发病过程中，遗传学因素具有关键作用，但遗传学影响的作用方式十分复杂，只用遗传学一种因素解释抑郁障碍的发生仍需谨慎。

(一) 家系调查

抑郁障碍的家系调查结果比较一致,有 $40\%\sim70\%$ 的抑郁症患者有遗传倾向。抑郁障碍先证者一级亲属中抑郁障碍的发生率,较正常人一级亲属中抑郁障碍的发生率高 $2\sim3$ 倍。这种差距随着被调查者与先证者血缘关系的疏远而缩小,二级亲属发病率低于一级亲属。父母、兄弟、子女的发病一致率为 $12\%\sim24\%$。双亲之一患有抑郁障碍,其子代的患病风险为 $10\%\sim13\%$,堂兄弟姐妹的患病风险为 2.5%。

(二) 双生子调查

双生子调查提示抑郁症的遗传度约为 37%,调查发现单卵双胎之间抑郁症同病率约为 50%,而异卵双胎的同病率为 $10\%\sim25\%$。不同研究所报道的同病率不尽相同,但几乎均发现单卵双生子的同病率显著高于异卵双生子。

(三) 寄养子调查

有研究认为,父母患有抑郁障碍或有此种患者的家庭会对其子女造成不利影响,进而导致精神障碍发生率升高。因不能排除家庭环境的影响,又对寄养子作了研究调查。研究结果显示,患病父母的亲生子女即使寄养到基本正常的环境中仍具有较高的抑郁障碍发生率,寄养子与未寄养的子女抑郁障碍发生率接近,显示遗传因素对于疾病的发生起到直接的重要作用。

近期研究发现,女性抑郁障碍的发病与寄养家庭环境有密切的关系,养父母患有抑郁障碍、酒精依赖或反社会人格,其寄养女儿患抑郁障碍的发病率要明显高于对照人群。血亲父母正常或患有抑郁障碍的女儿寄养到养父母患有抑郁障碍、酒精依赖或反社会人格的家庭更易患抑郁障碍,证实了基因与环境的交互影响在抑郁障碍发病中的显著作用。

(四) 基因连锁研究

基因连锁研究能够更好地揭示与疾病遗传相关的染色体片段,而不是单个基因,广泛应用于多基因遗传病的研究。

1. 限制性酶切片段长度多态性技术(RFLP 技术)

研究者采用 RFLP 技术,在第 5、第 11 和 X 染色体中发现与心境障碍相关联的遗传标记。这些研究结果有的被后来的研究重复,有的则未能成功地重复。

2.5-HT 标记

选择性作用于 5-HT 受体的药物能够很好地改善抑郁症状,因此 5-HT 转运体可能与抑郁障碍的易感性和抗抑郁药物的应答有关。等位基因的关联研究也提示 5-HT 转运体基因与抑郁障碍相关,该基因的一个等位基因的存在大大增加了罹患抑郁障碍的风险。

三、心理社会因素

心理社会因素也是抑郁障碍的病因之一。一般认为,遗传因素导致易感素质产生,环境因素则诱发抑郁障碍。当然,易感素质并不一定完全来自遗传,早年生活经历如童年丧亲的影响作用也是不可忽视的。

(一) 生活事件与环境应激事件

应激性生活事件与心境障碍,尤其与抑郁障碍的关系较为密切。抑郁发作前 92% 的患者有促发生活事件。负性生活事件,如丧偶、离婚、婚姻不和谐、失业、严重躯体疾病、家庭成员患重病或突然病故,均可导致抑郁障碍的发生,丧偶是与抑郁障碍关系最密切的应激源。另外,经济状况差、社会阶层低下者易患抑郁障碍。

临床观察发现,首次发作前出现应激事件的概率更高。一种解释是"首发改变论",即发生于首次发作前的应激性生活事件会导致患者脑生理活动的持久性改变,这种持久性改变可能会改变某些神经递质系统以及细胞内信号转导系统的功能状态,还可能出现神经元的丧失及突触体的减少等组织结构上的改变,继而打破内分泌系统和免疫系统的平衡,致使患者处于一种高危状态,此后不需要明显的应激事件也会再次发作。

(二) 心理学理论

心理学理论从多种角度解释了抑郁障碍的发生。

精神分析理论强调童年经历对成年期障碍的影响,将抑郁障碍看作对亲密者所表达的攻击,以及未能摆脱的童年压抑体验。弗洛伊德认为抑郁可继发于"丧失客体"(包括实际的客体或某种"抽象"客体的丧失),包括亲子分离、幼年丧亲、父母的养育风格、儿童期性虐待、亲友关系与社会支持系统、情感表达、婚姻及生活事件等。另外一些精神分析学家认为抑郁障碍是存在于自我与超我之间的矛盾,或自我内部的冲突。

学习理论则采用"习得性无助"来解释抑郁障碍的发生。动物试验中发现,将动物放入一个无法脱逃的反复电击环境中。动物在开始时会拼命地试图摆脱,但一段时间后就会完全放弃努力,因为它了解到这种处境是无法摆脱的,它是处于一种无助状态的。而患有抑郁障碍的人具有相同的无助体验。如果医生使患者获得一种对自我当前状态的控制和支配感,抑郁状态就会好转,因此采用行为奖赏和正性强化方法治疗抑郁障碍。

认知理论认为,抑郁障碍患者存在一些认知上的误区,如对生活经历消极的扭曲体验、消极的自我评价以及悲观无助。认知疗法的目的就是辨认这些消极的认知误区,采用行为作业方法来矫正患者的思维。

(三) 人格特征

病前人格与抑郁障碍之间的关系很复杂。认知行为模式认为,抑郁障碍患者存在病前人格的易感性。目前较为公认的研究结果是,抑郁障碍与神经质、消极人格特征关系密切。

第三节　临床表现

抑郁障碍在不同的年龄、性别、文化背景以及疾病状态下，有不同的临床表现形式。

一、抑郁发作

抑郁发作的主要临床表现包括核心症状以及其他相关症状，核心症状为情绪低落、兴趣减退、快感缺失，在核心症状的基础上常常还伴有其他认知、躯体以及行为表现，如注意力不集中、反应迟钝、睡眠障碍、行为活动减少以及疲乏感。抑郁发作的表现可分为核心症状群、心理症状群与躯体症状群三个方面。

（一）核心症状群

情感症状是抑郁障碍的主要表现，包括自我感受到或他人可观察到的心境低落、高兴不起来、兴趣减退或丧失、无法体会到幸福感甚至会莫名其妙地出现悲伤情绪，低落的心境几乎每天都存在，一般不随环境变化而好转。但一天内可能出现特征性的昼夜差异，如有些患者晨起心境低落最为严重，傍晚开始好转。抑郁的核心症状包括心境或情绪低落、兴趣减退以及快感缺失。

1. 情绪低落

主要表现为自我感受到或他人可观察到的显著而持久的情感低落、抑郁悲观。情绪的基调是低沉、灰暗的。患者常常诉说自己心情不好、不高兴。可出现典型的抑郁面容，如眉头紧锁、双眉间呈"川"字形。终日愁眉苦脸、长吁短叹，感到自己"心里有压抑感""高兴不起来"，觉得自己简直如同"乌云笼罩"，常哭泣，无愉快感；严重的有痛不欲生、生不如死之感，患者常诉说"活着没意思""心里难受"等。患者低落的心境几乎每天存在，一般不随环境变化而变化。

2. 兴趣减退

患者对各种以前喜爱的活动或事物兴趣下降或缺乏兴趣，做任何事（如文娱、体育活动、业余爱好等）都提不起劲。典型者对任何事物无论好坏等都缺乏兴趣，如患者以前是很喜欢画画的人，患病后对画画却一点兴趣都没有。

3. 快感缺失

患者丧失了体验快乐的能力，不能从平日的活动中获得乐趣，即使做自己以前喜欢的事情，如看书、看电视等，但其目的主要是为了消磨时间。有些患者在百无聊赖的情况下可能会参加一些如看书、看电影、看电视或体育活动等，从表面看来患者的兴趣仍存在，但进一步询问可以发现其根本无法从这些活动中获得乐趣，他们参加这些活动的主要目的是希望能从悲观失望中摆脱出来。

以上三个主征是相互联系的，可以在一名患者身上同时出现、互为因果。但也有不少患者只有其中的一至两种症状较为突出。有的患者并不认为自己情绪不好或是没有任何情感体验，但就是对周围事物不感兴趣。

（二）心理症状群

抑郁发作还包含许多心理学症状，可分为心理学伴随症状（焦虑、自罪自责、精神病性症状、认知症状以及自杀观念和行为、自知力等）和精神运动性症状（精神运动性迟滞或激越等）。有时这些体验比抑郁心境更为突出，因而可能掩盖抑郁心境导致漏诊或误诊。

1. 焦虑

焦虑与抑郁常常伴发，而且经常成为抑郁障碍的主要症状之一。患者表现为心烦、紧张、胡思乱想，担心失控或发生意外等，有些患者可表现出易激惹、冲动，常常因过度担忧而使注意力不能集中。可伴发一些躯体症状，如胸闷、心慌、尿频、出汗等，躯体症状可以掩盖主观的焦虑体验而成为临床主诉。

2. 思维迟缓

患者表现为思维联想速度减慢，反应迟钝，思路闭塞，思考问题困难，自觉"脑子像是生了锈的机器"或是"像涂了一层糨糊"。决断能力降低，变得优柔寡断、犹豫不决，甚至对一些日常小事也难以顺利做出决定。临床上可见主动言语减少，语速明显减慢，声音低沉，对答困难，严重者无法顺畅地与他人交流。

3. 认知症状

情感低落常会影响患者的认知功能，主要表现为近事记忆力下降、注意力障碍，抽象思维能力差、学习困难，空间知觉、眼手协调及思维灵活性等能力减退。许多抑郁障碍患者会描述自己注意力不集中、容易分心、对自我和周围环境漠不关心。最新研究发现，某些认知症状即使在患者抑郁情绪恢复以后仍存在一定损害，并不会随抑郁症状的缓解而缓解。因此有学者提出认知功能损害可能是抑郁症的一种特征性症状，其与抑郁症的关系仍需进一步探究。需要注意的是，老年抑郁障碍患者的情感症状可不典型，就诊时可能以认知损害为特征，严重者可达类痴呆程度，容易被误诊。因此，对于表现为类痴呆症状的患者，需要仔细识别和治疗潜在的抑郁障碍。

此外，认知扭曲或负性认知偏差也是认知障碍的主要特征之一，如对各种事物均做出悲观、消极的解释，将周围一切事物都看成灰色的。患者会产生"三无"症状，即感到无用、无助与无望。

（1）无用：自我评价降低，认为自己生活毫无价值，充满了失败，一无是处。认为自己给别人带来的只有麻烦，不会对任何人有用，认为别人也不会在乎自己。

（2）无助：感到自己无能为力，孤立无援，无法/不会求助他人，他人也无法帮助自己。对自己的现状缺乏改变的信心和决心。常见的叙述是感到自己的现状如疾病状态无法好转，对治疗失去信心。

（3）无望：认为自己没有出路，没有希望。想到将来，感到前途渺茫。预见自己的工作要失败、财政要崩溃、家庭要出现不幸。此症状常与自杀观念密切相关，在临床上应注意鉴别并提高警惕。

4. 自责自罪

自责自罪是抑郁心境的一种加工症状。在悲观失望的基础上，会产生自责自罪。患者会过分地贬低自己，总以批判的眼光、消极的否定态度看待自己。不再自信，对任何成功都持怀疑态度，认为只是凑巧而已，自己毫无功劳。对自己既往的一些轻微过失或错误痛加责备，认为自己的一些作为让别人感到失望。认为自己患病给家庭和社会带来巨大的负担，连累了家庭和社会。如患者会因为自己过去微不足道的不诚实行为或者曾让别人失望的行为而有负罪感。通常多年来患者对这些事情都未曾在意，但当其抑郁时，这些事情就会像洪水一样涌入记忆中，并带有强烈的感情色彩。严重时患者会对自己的过失无限制地"上纲上线"，产生深深的内疚甚至罪恶感，认为自己罪孽深重，应该受到社会的惩罚，甚至达到了罪恶妄想的程度。

5. 自杀未遂和行为

严重的抑郁障碍患者常常伴有消极自杀的观念和行为。他们的脑子里会反复盘旋与死亡有关的念头，感到生活中的一切都没有意义，活着没有意思、没劲，甚至思考自杀的时间、地点和方式。抑郁障碍患者的自杀念头常常比较顽固，反复出现。消极悲观的思想及自责自罪均可萌发绝望的念头。在自杀念头的驱使下，认为"结束自己的生命是一种解脱""自己活在世上是多余的"，部分患者会产生自杀行为。患者所采取的自杀行为往往计划周密、难以防范，因此自杀行为是抑郁障碍最严重的、最危险的症状。有些患者还会出现所谓"扩大性自杀"行为，即会认为活着的亲人也非常痛苦，欲先杀死亲人后再自杀，导致极其严重的后果。

6. 精神运动性迟滞或激越

抑郁障碍患者还可出现精神运动性迟滞或激越表现。精神运动性迟滞患者在心理上表现为思维发动迟缓；在行为上表现为显著持久的抑制，行为迟缓，生活被动、懒散，常独坐一旁，或整日卧床，不想做事，不想学习、工作，不愿外出，不愿参加平常喜欢的活动或业余爱好，不愿与周围人接触交往，常闭门独居、疏远亲友、回避社交。严重者甚至连个人卫生都不顾，蓬头垢面，不修边幅，进而发展为少语、少动、少食或不语、不动、不食等，呈亚木僵或木僵状态，成为"抑郁性木僵"，但仔细检查交流时，患者仍会流露出痛苦抑郁情绪。

精神运动性激越患者则与之相反，其脑海中会反复思考一些没有目的的事情，思维内容无条理，大脑持续处于紧张状态。但由于无法集中注意力来思考一个中心议题，因此思维效率下降，无法进行创造性思考。在行为上则表现为烦躁不安、紧张，有手指抓握、搓手顿足或来回走动等症状。有时不能控制自己的动作，但又不知道自己因何而烦躁。

7. 精神病性症状

严重的抑郁障碍患者可出现幻觉或妄想等精神病性症状，可以与抑郁心境协调或不协调。与心境协调的精神病性症状内容多涉及无能力、患病、死亡、一无所有或应受到惩罚等，如罪恶妄想、无价值妄想、虚无妄想、躯体疾病或灾难妄想、嘲弄性或谴责性的听幻觉等。精神病性症状的存在往往是抑郁复发和精神症状反复的危险因素。

8. 自知力

相当一部分抑郁障碍患者自知力完整,能够主动求治并描述自己的病情和症状。但严重的抑郁障碍患者会出现自知力不完整甚至缺乏问题。如存在明显自杀倾向者自知力可能有所扭曲,缺乏对自己当前状态的正确认识,甚至完全失去求治愿望。伴有精神病性症状者自知力不完整甚至完全丧失自知力的比例更高。

(三) 躯体症状群

躯体症状在抑郁障碍患者中并不少见,包括睡眠、饮食、体重和行为活动表现等方面,部分患者还存在疼痛、心动过速、口干、便秘等症状。国外有学者将这些躯体症状称为生物学症状。当患者的激越或迟滞症状十分突出时,其可能不愿或不能描述其他的许多症状,另外存在认知功能障碍的患者可能也无法详细描述主观体验,这种情况下客观观察到的躯体症状对于诊断尤为重要。

1. 睡眠障碍

睡眠障碍是抑郁障碍最常伴随的症状之一,也是不少患者的主诉症状。表现为早段失眠(入睡困难)、中段失眠(睡眠轻浅、多梦)、末段失眠(早醒)、睡眠感缺失等。其中以早段失眠(入睡困难)最为多见,一般比平时延时半小时以上;而以末段失眠(早醒)最具有特征性,一般比平时早醒2～3小时,醒后不能再入睡。在不典型抑郁障碍患者中可以出现睡眠过多和贪睡的情况。

2. 饮食及体重障碍

主要表现为食欲下降和体重减轻。食欲下降的发生率约为70%,轻者表现为食不知味、没有胃口,但进食量不一定明显减少,在一段时间内体重变化也并不明显。严重者会完全丧失进食欲望,对自己既往喜欢的食物也不感兴趣,甚至不愿提到吃饭。进食后会感觉腹胀、胃部不适,体重明显下降,甚至出现营养不良。不典型抑郁障碍患者则会有食欲亢进和体重增加的情况发生。

3. 精力丧失

主要表现为无精打采、疲乏无力、懒惰、行为能力下降。患者感到自己整个人都垮了、散架了,常常诉说"太累了""没有精神""没劲、缺乏动力"等。如平常讲究家庭环境整洁的女性患者可能不再收拾床铺，任由家里杂物四处乱放。有些患者主诉"感觉身体非常沉重"。

4. 抑郁情绪昼重夜轻

主要表现为抑郁情绪在晨起后较重，大约有 50% 的患者清晨一睁开眼，就在为新的一天担忧而不能自拔，有度日如年之感；在下午和晚间症状有所减轻。此症状是"内源性抑郁"的典型表现之一。但也有些心因性抑郁障碍患者的症状则与之恰恰相反，可能在下午或晚间加重。

5. 性功能障碍

主要表现为性欲减退乃至完全丧失、性功能障碍。有些患者可以勉强维持性行为，但无法从中体验到乐趣。女性患者会出现月经紊乱、闭经等症状。

6. 其他非特异性躯体症状

抑郁障碍患者有时以其他躯体症状作为主诉，因而长期在综合医院门诊反复就诊，被诊断为各种自主神经功能紊乱。与疑病症状不同的是这类患者只是诉说这类症状，希望得到相应的治疗，但并未因此而产生牢固的疑病联想，认为自己得了不治之症。当然，抑郁障碍伴发疑病症状的病例并不少见。这类非特异性症状包括头痛、脖子痛等躯体任何部位的不适与疼痛，如口干、出汗、视物模糊，心慌、胸闷、喉头肿胀，恶心、呕吐、胃部烧灼感、胃肠胀气、消化不良、便秘、尿频、尿急等。

（四）不同抑郁程度的临床特征

抑郁发作依据症状的数量、类型以及严重程度可分为轻度、中度、重度抑郁。不同程度之间的区分依赖于复杂的临床判断，包括日常工作和社交活动的表现。轻度和中度抑郁通常不会出现幻觉和妄想等精神病性症状，但工作、社交、家务活动等社会功能有一定的损害。重度抑郁常伴有精神病性症状或混合、紧张等特征，社会功能严重受损，几乎不能执行。

1. 轻度抑郁发作

通常认为轻度抑郁发作的症状类似于抑郁发作的主要症状，只是程度较轻。但它还有其他的一些常见的附加症状，而这些症状在重度抑郁障碍中较少见，往往被归为"神经症性"，主要包括焦虑、恐怖、强迫症状以及较少见的解离症状。在 DSM-5 和 ICD-10 分类系统中都有轻度抑郁的分类，它是指患者的病情已

达到抑郁发作的标准,但抑郁症状较少、程度较轻。轻度抑郁发作患者除了某些
"神经症性"症状外,同样存在心境低落、精力和兴趣缺乏等症状,也会出现睡眠
障碍,但不是较重的抑郁障碍所特有的早醒,相反,他们通常是入睡困难、夜间反
复醒来,而晨起前仍在睡梦中。他们的生物学特征常不明显,如食欲下降、体重
减轻、性欲下降等程度较轻。尽管他们白天可有心境的变化,但通常是黄昏的心
境比清晨更糟。患者外表可能没有明显的情绪低落或运动迟缓,也不存在幻觉
和妄想。轻度抑郁发作患者会以一些躯体症状就诊,其中原因尚不清楚。部分
症状是焦虑的自主神经系统表现,也可能是患者认为躯体症状比其他情感问题
更能被别人同情和接受。有些轻度抑郁发作持续时间短暂,起病于个人处于困
境之时,但当运气改变或发生适应以后症状就逐渐减退。还有些患者症状可能
持续数月或数年,虽然症状不再恶化,但仍会给患者带来相当大的痛苦。轻度抑
郁发作的患者通常会被症状困扰,继续进行日常的工作和社交活动有一定困难,
但对患者的社会功能影响不大。

2. 中度抑郁发作

中度抑郁发作的核心特征是心境低落、高兴不起来、负性思维和精力减退,
所有这些特征均可导致患者社会功能和职业功能的下降。通常中度抑郁发作患
者能继续进行工作,但社交或家务活动有相当的困难。

(1)外表患者的外貌特征:患者可能不注重着装和修饰;面容的特点是嘴
角下垂,眉心道道竖纹;瞬目次数减少;弓腰驼背,头部前倾,目光向下;姿势的
变化次数减少。需注意的是有些患者内心有很深的抑郁体验,但表情仍笑容
可掬。

(2)心境患者的心境是不愉快的:在通常可使忧伤情绪减轻的情况下,如与
令人愉快的同伴在一起或者听到一些好消息时,患者的这种心境不会有明显的
改善,而且这种心境与一般的悲伤情绪有所区别,患者有时会提到其所有的精神
活动都如同掩盖在一片黑云之下。但有些患者至少在短时间内能够掩饰这种
心境;也有一些患者在就诊时竭力掩饰其心境的低落,使医生很难发现。抑郁
心境通常在患者早晨醒来时最为严重,随时间推移逐渐好转,被称为心境的昼
夜变化。

(3)兴趣与精力缺乏:兴趣和愉快感缺乏在中度抑郁发作患者中也很常见,
虽然患者并不总是主动提及,但其对平日感兴趣的活动不再有兴趣。精力减退

也是此类患者的特征性症状（虽然有时伴有一定程度的躯体性坐卧不安，可能会误导观察者），患者感到无力，做每件事都很费劲，甚至难以完成任务。

（4）抑郁性认知负性思维（"抑郁性认知"）：这类患者的主要症状可分为三类：无价值感、悲观、负罪感。患者的无价值感使其认为自己做的每一件事情都很失败，且别人都认为他是一个失败者。其悲观想法则涉及其对未来的考虑。

（5）精神运动行为：精神运动性迟滞在中度抑郁发作者中很常见，其症状为走路、做事很慢，思维迟缓。患者还可表现为激越，感觉到不能放松，旁观者看来则为坐立不安；焦虑也很常见，但不是一定见于中度抑郁障碍者。另一个常见的症状是易激惹，即对小小的要求和挫折都容易表现出不恰当的烦躁。

（6）生物学症状：中度抑郁发作患者还有一些生物学症状，包括睡眠障碍、心境的昼夜变化、食欲下降、体重下降、便秘、性欲下降以及女性的停经等，这些症状在重度抑郁发作中尤为常见，在中度抑郁障碍患者中常见但并非必不可少（轻度抑郁发作中相对少见）。

（7）其他特征：其他精神症状可能也是中度抑郁发作症状的一部分，它们的其中之一可能成为主要的临床相。这些精神症状包括人格解体、强迫症状、惊恐发作和解离症状（如漫游和肢体功能的丧失）。

3. 重度抑郁发作

随着抑郁障碍越来越严重，所有抑郁发作的特征表现在患者身上也会越来越明显。重度抑郁发作患者常表现出明显的痛苦或激越。患者情绪严重低落、悲观绝望、自信心低下，无用感、自责自罪感也可以很突出；严重的病例甚至可出现自杀现象。躯体症状也是重度抑郁发作的常见表现。严重的精神运动性迟滞可发展为亚木僵或木僵，患者肢体活动严重受限。此外，重度抑郁障碍患者常伴有精神病性症状或混合、紧张等特征。重度抑郁障碍患者的妄想大部分是心境协调性的，有罪恶妄想的患者会相信一些不诚实行为，如纳税时略有隐瞒会被人发现，会使自己受到严厉的惩罚和羞辱；还可能认为这样的惩罚是自己罪有应得。有疑病妄想的患者则可能坚信自己得了某种癌症或性病。有贫穷妄想的患者会错误地认为自己在一次投资中彻底破产。重度抑郁发作患者对基本卫生和营养的忽视使其健康状况令人担忧，工作、社交、家务活动等社会和职业功能严重受损，几乎不能执行。

二、恶劣心境

(一) 核心症状

恶劣心境是一种以持久的心境低落为主的轻度抑郁,而从不出现躁狂。患者在大部分时间里感到心情郁闷、压抑、沮丧;兴趣下降、无热情;缺乏自信,对前途丧失信心,对未来悲观失望;常有精神不足、疲乏、效率降低等体验,严重时也会有轻生的念头;常伴有焦虑、躯体不适和睡眠障碍,无明显的精神运动性抑制或精神病性症状,工作、学习、生活等社会功能不受严重影响。患者常有自知力,知道心情不好,主动要求治疗。抑郁症状常持续 2 年以上,其间无长时间的完全缓解;如有缓解,往往时间较短,一般不超过 2 个月。此类抑郁发作常由不良社会心理应激因素诱发,并存在一定性格基础,如内向、多愁善感、承受能力较差等。家族遗传史常不明显,也有人称之为"神经症性抑郁"。

恶劣心境障碍患者对事物的兴趣并未完全丧失,原来很感兴趣的事仍可勉强去做,如乐迷仍会去听精彩的音乐会;对前途虽感到悲观,但经劝说鼓励会有好转,一般不会有绝望感;虽有乏力或精神不振的感觉,但不会出现严重的思维和行为抑制。躯体症状诉说也较常见。睡眠障碍以入睡困难、噩梦、睡眠较浅为特点。可有头痛、背痛、四肢痛等慢性疼痛症状,有自主神经功能失调症状,如胃部不适、腹泻或便秘等。但无明显早醒、昼夜节律改变、食欲性欲减退、体重减轻等生物学方面的症状。

(二) 恶劣心境与抑郁发作的鉴别要点

恶劣心境与抑郁发作的主要区别如表 1-1 所示。

表 1-1　恶劣心境与抑郁发作的鉴别要点

要　点	恶　劣　心　境	抑　郁　发　作
诱因	多明显,关系密切	可有,但不一定,尤其复发时
遗传	可能有关,存在争议	有明确关系

续　表

要　点	恶劣心境	抑郁发作
人格基础	内向,多愁善感,郁郁寡欢	不定,可为循环性格
兴趣	大部分减退而不消失	普遍减少,甚至消失
前途	悲观失望而不绝望	绝望
自我评价	较低,能接受鼓励和表扬	自责、内疚
自责	可有,但可指向他人	常有,甚至自罪和罪恶妄想
自杀	想死又怕死,矛盾重重	消极,自杀率高
昼夜节律	无	可晨重暮轻
人际交往	不愿主动交往,被动接触尚可	主动与被动接触均差
意志行为	运动性抑制不明显	有运动性抑制,严重者木僵
食欲	影响不明显	受影响,体重可因此减轻
躯体症状	较多,有时掩盖抑郁	可有
精神病性症状	无	可有
自知力	常主动求治	求治意愿一般
病程	漫长,间歇期短	多为自限性病程,易复发

三、抑郁障碍的其他类型

(一)持续性障碍

埃米尔·克雷佩林曾描述了四种"持续性临床状态":抑郁型、躁狂型、激越型和循环型。他认为在三分之一躁狂抑郁障碍患者中存在这些情况,即使在发作间歇期也会表现出来,且从未有过躁狂或抑郁发作的人群中也存在这些状态。现代分类系统中仍保留了这一分类单元。ICD-10中将心境恶劣和环性心境障碍均归入其中。

（二）环性心境障碍

通常发病年龄早，慢性病程。终生患病率为 $0.4\%\sim3.5\%$，无性别差异，常有单相和双相障碍的家族聚集性，有的可能发展为双相障碍。环性心境障碍的情绪波动通常与生活事件无关，如果没有对既往情况的仔细询问或定期随访，环性心境障碍难以确诊。环性心境障碍患者发病之前还常伴有精神活性物质滥用。

（三）忧郁症

DSM-4 中的忧郁症相当于 ICD-10 临床描述中的躯体性综合征，其关键特征是：患者在通常引起愉快的活动中失去兴趣或欢乐，对通常是快乐的环境和事情缺乏情绪反应，早醒，抑郁心境早晨较重，精神运动迟滞或激越，食欲明显丧失，体重减轻。ICD-10 强调"性欲明显丧失"。有人认为，该类型在老年患者中更常见。

（四）激越性和迟滞性抑郁障碍

明显激越和明显迟滞是传统抑郁障碍的两种类型，往往会使人产生极端的想法，即抑郁障碍"不是激越型就是迟滞型"，从而忽视这两种情况并存的可能。功能性精神障碍研究采用诊断标准（RDC）分类的激越型和迟滞型达到效度标准，其后的分类系统放弃了这种划分方法。但临床描述中对激越和迟滞非常显著的患者仍在使用这类术语。近来有人认为迟滞是电抽搐治疗有效的预测指标，有迟滞症状的抑郁障碍可能会演化为双相障碍，因此这类临床特点再次引起关注。

（五）反复发作型与单次发作型抑郁障碍

大多数有过一次抑郁发作的患者都会有多次的发作。一般认为，患者既往有过发作预示复发风险会更高；但也有复发风险性很低的特殊群体，这些研究提示可能存在两个独立的亚型——单次发作型和反复发作型抑郁障碍。对此 ICD-10 均有相应的划分，如果首次发作时就能区分开这两种类型，就会有较高的临床预测价值，然而目前还很难做到。

（六）心境恶劣合并重症抑郁（双重抑郁）

双重抑郁这一术语曾被用于描述在心境恶劣基础上的重症抑郁发作。同一个体发生双重抑郁,往往家族中有其他类型抑郁障碍的高发性。有报道显示,女性发病率高于男性。

(七)反复发作的短暂抑郁障碍

不是所有的抑郁发作都持续2周以上,有的仅出现几天。因此,尽管有的短暂抑郁发作可以达到轻度、中度甚至重度抑郁综合征的标准,但由于其病程标准不够,所以不能诊断为抑郁发作。如果短暂抑郁发作反复出现,症状对患者的影响会很明显。有人认为这种短暂抑郁发作很常见,对其了解也越来越深刻。因此,ICD-10提出了关于反复发作的短暂抑郁障碍的诊断标准:在过去1年内几乎每月出现1次短暂抑郁发作(并非月经周期影响),每次烦躁心境或丧失兴趣的时间少于2周;反复发作,至少有以下症状中的四种:食欲差、睡眠问题、激越、丧失兴趣、疲劳、无价值感、注意力集中困难以及自杀倾向。与心境恶劣不同,反复发作的短暂抑郁障碍患者在大多数时间里情绪并不低落。

(八)快速循环的双相抑郁

双相抑郁的快速循环型与频繁的心境发作有关(每年发作四次或以上)。心境发作包括抑郁发作、躁狂或轻躁狂发作以及混合(躁狂-抑郁)发作。心境发作可能依次进行,无症状的间歇期可有可无。快速循环可能自发地发生(通常超过双相障碍的长期病程),或可由抗抑郁剂加速其发作。伴发的甲状腺功能异常的相关疾病也可能导致快速循环,由于快速循环的双相抑郁对锂盐反应差,因此,有人建议选用其他心境稳定剂,如抗癫痫药物酰胺咪嗪(卡马西平)、丙戊酸盐等。

四、抑郁障碍的特殊类型

除上述类型外,抑郁障碍的某些特殊类型常见于专业文献之中,值得另外描述,因为它们对疾病预后和治疗也有意义。

(一)产后抑郁

产后的心境抑郁有三种类型:一是产后忧郁,约有三分之一的产妇在产后早期会出现这种症状,但这是短暂现象,通常不需治疗。二是约有 10％的产妇会发生轻度至中度产后抑郁,治疗方法与其他典型的轻度或中度抑郁障碍相同。三是产后精神病,通常表现为混合的不典型的临床相,抑郁和躁狂表现常见,这与以后的双相障碍区慢性抑郁高度相关。

(二)季节性／季节型情感障碍

季节性／季节型情感障碍的关键特点是反复发作性,而抑郁发作的起病和一年中的特定时期有时间上的关连(即规律地在秋季或冬季发病,在春季消退)。季节发作的患者数量超过非季节发作,在季节发作间歇期抑郁症状消失,可适用光照治疗。

(三)焦虑抑郁混合综合征

有些患者兼具焦虑和抑郁症状,但对两者的任何一组症状单独考虑都没达到判定诊断的充分严重性。该障碍应与以下情况区分,即伴焦虑症状的抑郁障碍和伴抑郁症状的焦虑障碍。在焦虑抑郁混合综合征中,会有一些自主神经症状(如震颤、心悸、口干、恶心等),但仅仅间断出现。

(四)原发性和继发性抑郁障碍

引用这两个术语的目的是为了在科研工作中更好地排除抑郁障碍的异源性。原发性抑郁障碍指并非其他精神障碍或躯体疾病发病之后发生的抑郁障碍;继发性抑郁障碍指抑郁障碍继发于其他精神疾病或躯体疾病(如精神病后抑郁、胰腺癌所致的抑郁等),或使用依赖物质或某些药物而致的抑郁障碍。坚持这种划分的观点之一是适于指导治疗,即继发性抑郁可能需要在治疗原有疾病的同时处理抑郁症状。目前有人认为,在 ICD 和 DSM 系统中,综合征、发作和障碍的区分已经很明确,所以没必要再作这样的划分。

(五)隐匿性抑郁

所谓隐匿性抑郁是指不少抑郁障碍患者就医时只诉说自己各种身体症状而不谈及心情。隐匿性抑郁包括各种抑郁障碍的表现,它以心理学症状为背景,以躯体症状为表象,广义的概念也包括那些与常见抑郁障碍描述不一致的心理病理学和行为的表现。从某种意义上说，所谓假性痴呆也是隐匿性抑郁的一种形式。隐匿性抑郁的基本症状如下：一是疼痛。这种情况下的疼痛具有更多的情感特征而不是感觉，它通常是分散而普遍的，不符合感觉神经的分布，尽管有时会被误认为神经系统疾病。抑郁中的疼痛可以孤立出现，也可以与其他症状共同出现，可以表达为全身的疼痛感，并且感觉是持久的或游走的。有时常被形容为影响肢体或头部的寒冷感。二是心理感觉障碍。有眩晕和视觉紊乱。眩晕感的强度和性质可以变化，是一种空间知觉的焦虑表达。这些症状与惊恐障碍相一致，其人格解体和现实解体现象的过渡是可变的。三是其他神经系统症状。表现为静坐不能，无法保持安静，或一种不能停歇的强迫性冲动，不安腿综合征（腿抖、不安腿、胫骨焦虑，由胫骨嵴周围感觉异常或感觉丧失造成，伴随小肌肉的收缩）。四是严格意义上的心身症状。大致有三组，第一组包括没有器质性障碍客观证据的主观症状，第二组由功能性障碍组成，第三组心身障碍包括对器官造成破坏性影响。

（六）退行性抑郁障碍

以前国内翻译为更年期抑郁障碍。埃米尔·克雷佩林使用这一术语来描述那些中年晚期（或妇女绝经后）起病、具有激越和疑病特征并有强迫性人格特质的一组抑郁病例。自 20 世纪 50 年代起，我国精神科采用"更年期抑郁障碍"这一传统诊断概念，延续了几十年。尽管国内现行分类已无此疾病单元，但仍影响着部分专科医生。由于这一术语从未达到效度标准，故在国际上也已逐渐被弃用。有趣的是，埃米尔·克雷佩林在其晚期著作中，也放弃了这一术语。

（七）有紧张症表现的抑郁发作

专业历史文献中又称"抑郁性木僵"，DSM - 4 中的诊断要点为在符合抑郁发作的同时，至少有以下五项症状中的两项：一是不能动作，表现为僵住（含蜡样屈曲）或木僵；二是无目的且不受外界影响的动作明显增多；三是极度违拗（明显地对所有指令都无目的地反抗，或维持某僵硬姿势抗拒移动改变）或缄默；四是特殊的自主动作，表现为作态（自愿处于不合适或怪异的姿态）、刻板动作、明显的装相或扮鬼脸；五是模仿言语或模仿动作。

（八）不典型抑郁障碍

不典型抑郁障碍常见于年轻人，并且有许多可逆性食欲和睡眠增加的自主神经症状，而这些症状在绝大部分的抑郁障碍病例中相当少见。近期有人对存在抑郁主诉的院外患者进行研究，观察到其与典型抑郁表现有很多方面不同，因此称其为不典型抑郁障。患者的情绪暂时性地对良性事件产生反应，但倾向于情绪快速地跌落。也具有睡眠和食欲的紊乱，但更倾向于过度睡眠和过度饮食而不是失眠和食欲丧失。可有"灌铅样麻痹"（上肢或下肢沉重感，如同灌了铅一般）。在人际关系中，常依赖于他人的表扬，并对一般拒绝会感到深受伤害，可导致显著的社交或职业功能受累，尤其见于恋爱失败。

（九）亚临床抑郁

近年来，对那些没有完全满足上述抑郁障碍诊断标准或症状数量、程度、持续时间不能达标的抑郁者，已予以特别关注。已经发现，这些所谓的亚临床的抑郁者，将来出现抑郁发作的潜在可能性颇大。随着对抑郁人群早期预防、早期干预工作的重视，也由于现代安全有效的新型抗抑郁药物的出现，对亚临床抑郁患者的预防性治疗应在考虑之列。

第四节　诊断与鉴别诊断

一、抑郁障碍的诊断标准

抑郁障碍的诊断应结合病史、病程特点、临床症状、体格检查和实验室检查等进行综合考虑，典型的病例诊断并不困难。尽管各国对抑郁障碍采用不同的诊断分类系统，如 ICD‐10、DSM‐5，但是差别不大。

（一）ICD‐10

ICD‐10 定义抑郁障碍需考察病史中是否出现过躁狂或轻躁狂发作。如果曾经出现躁狂或轻躁狂发作，则应诊断为双相障碍（表1‐2）。

表 1‐2　ICD‐10 中"抑郁发作"的诊断标准

一　般　标　准		
1. 发作需持续至少2周		
2. 在患者既往生活中，不存在足以符合轻躁狂或躁狂标准的轻躁狂或躁狂发作		
3. 患者的工作、社交和生活功能受到影响		
4. 不是由于精神活性物质或器质性精神障碍所致		
	A	B
症状	1. 心境低落	1. 集中注意的能力降低
	2. 兴趣和愉快感丧失	2. 兴趣和愉快感丧失
	3. 劳累感增加和活动减少的精力降低（稍做事情即感觉明显的倦怠）	3. 自罪观念和无价值感（即使在轻度发作中也有）
		4. 认为前途暗淡悲观

续　表

一　般　标　准		
	A	B
症 状		5. 自伤或自杀的观念或行为
		6. 睡眠障碍
		7. 食欲下降
严重程度标准		
轻度：至少具备症状 A 和症状 B 中的各两项		
中度：至少具备症状 A 中的两项和症状 B 中的三项（最好为四项）		
重度：具备症状 A 中的所有三项和至少具备症状 B 中的四项		

（二）DSM-5

DSM-5 将抑郁障碍从 DSM-4 的心境障碍中独立出来，并对"抑郁障碍"进行了扩充，加入了新的诊断类型，如破坏性心境失调障碍、持续性抑郁障碍/心境恶劣、经前期烦躁障碍，具体参照表 1-3。

（1）破坏性心境失调障碍核心特征是慢性的、严重的持续易激惹，包括：言语上或行为上频繁地脾气爆发（每周发作大于等于 3 次，持续超过 1 年，发作地点至少 2 处）；在严重的脾气爆发间期存在慢性的、持续性的易怒或愤怒情绪。

（2）持续性抑郁障碍/心境恶劣诊断特征，包括：1 天中的大多数时间里存在抑郁情绪，存在抑郁的天数比无抑郁的天数更多；这种状态在成人中持续至少 2 年，在儿童和青少年中持续至少 1 年；符合食欲紊乱、睡眠紊乱、精力不足和（或）疲劳、自卑感、注意力和（或）决策力差以及绝望这六条症状中两条以上的症状。

（3）经前期烦躁障碍诊断特征，包括：情绪不稳，易激惹，烦躁不安和焦虑症状在经前期出现，在月经来潮或月经来潮后短期内恢复。

表 1 - 3　DSM - 5 中"抑郁障碍"的诊断标准

一　般　标　准	
	在同一个 2 周时期内,出现下列症状中五个以上的,表现出与先前功能相比不同的变化,其中至少一项是心境抑郁或丧失兴趣或愉悦感(不包括那些能够明确归因于其他躯体疾病的症状)
A	1. 几乎每天的大部分时间都心境抑郁,既可以是主观的报告(如感到悲伤、空虚、无望),也可以是他人的观察(如流泪)(儿童和青少年可能表现为心境易激惹)
	2. 几乎每天或每天的大部分时间,对于所有或几乎所有活动的兴趣或乐趣都明显减少(既可以是主观体验,也可以是他人观察所见)
	3. 在未节食的情况下体重明显减轻或增加(如一个月内体重变化超过原体重的5%),或几乎每天食欲都减退或增加(儿童则可表现为未达到应增体重)
	4. 几乎每天都失眠或睡眠过多
	5. 几乎每天都精神运动性激越或迟滞(由他人观察所见,而不仅仅是主观体验到的坐立不安或迟钝)
	6. 几乎每天都疲劳或精力不足
	7. 几乎每天都感到自己毫无价值,或过分地、不适当地感到内疚(可以达到妄想的程度,并不仅仅是因为患病而自责或内疚)
	8. 几乎每天都存在思考或注意力集中的能力减退或犹豫不决(既可以是主观的体验,也可以是他人观察所见)
	9. 反复出现死亡的想法(而不仅仅是恐惧死亡),反复出现没有特定计划的自杀意念,或有某种自杀未遂,或有某种实施自杀的特定计划
B	以上症状引起有临床意义的痛苦,或导致社交、职业或其他重要功能方面的损害
C	以上症状不能归因于某种物质的生理效应,或其他躯体疾病
D	抑郁症的发作不能用分裂情感性障碍、精神分裂症、精神分裂症样障碍、妄想障碍或其他特定的或未特定的精神分裂症谱系及其他精神病性障碍来更好地解释
E	从无躁狂发作或轻躁狂发作

二、鉴别诊断

(一) 躯体疾病相关抑郁

躯体疾病相关抑郁是器质性因素所致,如药物使用、感染性疾病或甲状腺功能减退,就不能单独诊断为重症抑郁。伴有重症抑郁发作的患者需做必要的实验室检查,以寻找器质性因素。如心血管系统疾病、消化系统疾病、风湿免疫系统疾病等躯体疾病都可能导致抑郁障碍的发生。

(二) 神经系统疾病

帕金森病、癫痫等均易伴发抑郁。调查表明,癫痫患者的抑郁障碍发生率明显高于一般人群,自杀的发生率为一般人群的 5 倍。最易出现抑郁的癫痫亚型,为强直阵挛发作和复杂性部分发作。原因可能有三个方面:一是疾病造成的社会功能受损、生活质量下降及社会偏见继发的心理问题;二是某些抗癫痫药、抗帕金森病药的影响;三是可能存在共同的神经生物学发生机制。

(三) 老年性痴呆

年龄大于 65 岁的就诊者出现抑郁障碍时需与老年性痴呆(阿尔茨海默病)鉴别,并留意有无共病现象(表 1 - 4)。

表 1 - 4 老年抑郁障碍和阿尔茨海默病的特点

项 目	老年抑郁障碍	阿尔茨海默病
起病形式	较急,发展迅速	缓慢
病程	一般不超过 6 个月	进行性发展
首发症状	抑郁症状	往往先出现记忆力减退
家族史	部分患者有心境障碍家族史	部分患者有心境障碍家族史
精神检查	多不合作,以"不知道"回答	早期较合作,常常编造

续　表

项　目	老年抑郁障碍	阿尔茨海默病
节律变化	可能昼重夜轻	往往昼轻夜重
认知功能改变	类似于痴呆,称为假性痴呆,呈波动性,有一定求治欲	全面性痴呆表现
对愉快环境	不能做出相应的积极反应	即使痴呆发展到一定程度也能对愉快环境做出积极的反应
量表测查	常用汉密尔顿抑郁量表(HAMD)	常用简易智力状态检查量表(MMSE)、日常生活活动能力评估量表(ADL)
MRI检查	无改变或较少改变	显示脑皮质萎缩明显,特别是海马及内侧颞叶
抗抑郁药物治疗	可改善认知功能	抑郁症状较轻且历时短暂者,应先予劝导、心理治疗、社会支持、环境改善即可缓解;必要时可加用抗抑郁药

(四) 精神分裂症

精神分裂症常与抑郁障碍共存,但其在无抑郁症状时常有精神病性症状;而重症抑郁患者在抑郁症状消失后,一般不会有精神病性症状。两者可能表现同一症状,但代表的意义不同(表1-5)。

表1-5　精神分裂症与抑郁障患者的同一种外部表现的不同意义

表　现	精神分裂症	抑　郁　症
抑郁	伴发抑郁症状	情感低落、兴趣减退
	继发抑郁	
	药源性抑郁	
少语	思维贫乏	思维迟缓
笑容减少	感情活动迟钝、淡漠	情感低落

续 表

表 现	精神分裂症	抑郁症
少动	意志行为缺乏、内向性	意向活动缓慢、减少、缺乏精力
木僵	紧张型,常伴紧张性兴奋	抑郁木僵状态,常呈现昼重夜轻

(五)广泛性焦虑障碍

焦虑障碍和抑郁障碍的鉴别较为困难,两者常出现共病,根据焦虑和抑郁的诊断符合程度与严重程度做出诊断(表1-6)。

表1-6 焦虑和抑郁伴发情况下的诊断

焦 虑	抑 郁	诊 断
严重	轻度,症状不足以诊断抑郁发作	焦虑障碍
轻度,症状不足以诊断焦虑障碍	严重	抑郁障碍
严重,符合焦虑障碍诊断	严重,符合抑郁障碍诊断	可分列两个诊断(如果出于治疗上的考虑,按照同一性原则,抑郁诊断应做优先考虑)

(六)药物因素、物质滥用和依赖

某些药物在治疗过程中可引起抑郁障碍,包括某些抗精神病药物(如氯丙嗪)、抗癫病药物(如丙戊酸钠、苯妥英钠等)、抗结核药物(如异烟肼)、某些降压药(如可乐定、利血平等)、抗帕金森病药物(如左旋多巴)、糖皮质激素(如可的松)等。这些药物在常规治疗量时就可造成部分患者出现抑郁障碍或使原有的抑郁加重。精神活性物质的使用和戒断都可成为抑郁障碍的危险因素,包括鸦片类物质、中枢兴奋剂、致幻剂、酒精、镇静催眠药物等。由于酒精使用(饮酒、酗酒)相当普遍,应予特别关注。调查发现,长期饮酒者有50%或以上的个体有抑郁障碍。临床上发现嗜酒往往与抑郁障碍相伴随。

第五节 治 疗

一、治疗目标与评估标准

(一) 治疗目标

抑郁障碍的治疗要达到三个目标：一是提高临床治愈率，最大限度减少病残率和自杀率，减少复发风险。二是提高生存质量，恢复社会功能，达到稳定和真正意义上的痊愈，而不仅是症状的消失。三是预防复发。药物虽非病因治疗，却可以减少复发风险，尤其对于既往有发作史、家族史、女性、产后、伴慢性躯体疾病、缺乏社会支持和物质依赖等高危人群的治疗有显著效果。

(二) 评估标准

评估抑郁症治疗及预后的五项标准：一是有效。指的是抑郁症状减轻，汉密尔顿抑郁量表-17项(HAMD-17)减分率至少达50％，或者蒙哥马利-艾斯伯格抑郁评分量表(MARDS)减分率达到50％以上。二是临床治愈。指的是抑郁症状完全消失时间大于2周、小于6个月，HAMD-17得分≤7或者MARDS得分≤10，并且社会功能恢复良好。三是痊愈。指的是指患者完全恢复正常或稳定缓解至少6个月。四是复燃。指的是指患者病情在临床治愈期出现反复和症状加重。五是复发。指痊愈后一次新的抑郁发作。

二、治疗原则

(一) 全病程治疗原则

抑郁障碍复发率高达50％～85％，其中50％的患者在疾病发生后2年内复发。为改善这种高复发性疾病的预后，防止复燃及复发，目前倡导全病程治疗。全病程治疗分为急性期治疗、巩固期治疗和维持期治疗。

急性期治疗(8～12周)：控制症状，尽量达到临床治愈与促进功能恢复到病前水平，提高患者生活质量。急性期的疗效决定了患者疾病的结局和预后，需要合理治疗以提高长期预后，促进社会功能康复。

巩固期治疗(4～9个月)：在此期间患者病情不稳定，复燃风险较大，原则上应继续使用急性期治疗有效的药物，并强调治疗方案、药物剂量、使用方法保持不变。

维持期治疗：维持治疗时间的研究尚不充分，一般倾向至少2～3年，多次复发(3次或以上)以及有明显残留症状者主张长期维持治疗。持续、规范的治疗可以有效地降低抑郁症的复燃/复发率。维持治疗结束后，病情稳定可缓慢减药直至终止治疗，一旦发现有复发的早期征象，应迅速恢复原治疗。

(二) 个体化合理用药原则

应根据临床因素对抗抑郁药物进行个体化选择，如考虑药物疗效或不良反应的性别差异选择药物种类；考虑不同年龄患者的代谢差异调整药物剂量；对于有自杀风险的患者避免一次处方大量药物，以防意外；考虑患者既往用药史，优先选择过去药物疗效满意的种类。

(三) 量化评估原则

治疗前对疾病诊断、症状及其特点，治疗以及影响治疗的躯体状况，患者的主观感受、社会功能、生活质量以及药物经济负担等进行充分的评估；治疗过程中定期应用实验室检查及精神科量表(自评量表和他评量表)进行疗效及耐受性、安全性方面的量化评估。

(四) 抗抑郁药单一使用原则

通常抗抑郁药尽可能单一使用，对难治性病例可以联合用药以增加疗效；伴有精神病性症状的抑郁障碍，应该采用抗抑郁药和抗精神病药物合用的药物治疗方案。

（五）药物剂量调整原则

结合耐受性评估，选择适宜的起始剂量，根据药动学特点制定适宜的药物滴定速度，通常在 1~2 周内达到有效剂量。如果服用抗抑郁药 2 周后没有明显改善（抑郁症状评定量表减分率＜20％），且药物剂量有上调空间，可以结合患者耐受性评估情况增加药物剂量；对表现出一定疗效的患者（抑郁症状评定量表减分率≥20％），可以考虑维持相同剂量的抗抑郁药治疗至 4 周，再根据疗效和耐受性决定是否进行剂量调整。

（六）换药原则

对于依从性好的患者，如果抗抑郁药的剂量达到个体能够耐受的最大有效剂量或足量（药物剂量上限）至少 4 周仍无明显疗效，即可确定药物无效并考虑换药。换药可以在相同种类或不同种类间进行；但是如果已经使用两种同类的抗抑郁药无效，建议换用不同种类的药物治疗。目前临床上常用的换药方式：一是骤停换药，即立即停用原药，同时立即使用新药的临床有效剂量；二是交叉换药，即原药每 4~5 个半衰期减量 25％~50％，同时滴定新药，当新药达到临床有效剂量时，逐渐减停原药；三是平台换药，即维持原药完整的治疗剂量，同时滴定新药，当新药达到临床有效剂量时，逐渐减停原药。

（七）停药原则

对再次发作风险很低的患者，在维持期治疗结束后的数周内逐渐停药，如果存在残留症状，最好不停药。应强调患者在停药前需征求医生的意见。在停止治疗后 2 个月内复发危险最高，应在停药期坚持随访，仔细观察停药反应或复发迹象，必要时可快速回到原有药物的有效治疗剂量维持治疗。

（八）联盟治疗原则

由于目前对抑郁障碍诊断的客观指标相对不足，临床诊断的确立在很大程度上依赖完整真实的病史和全面有效的精神检查，而彼此信任、支持性的医患联盟关系有助于患者进入并保持在治疗过程中配合。同时应与患者家属建立密切的合作关系，最大程度调动患者的人脉支持系统，形成广泛的治疗联盟，提高患者的治疗依从性。

三、抗抑郁药物的种类及其不良反应

（一）抗抑郁药物的种类

抗抑郁药发展迅速，品种日益增多，以下是目前国内外常用的几种抗抑郁药。既往分类多按化学结构进行分类，如杂环类（HCAs）抗抑郁药包括三环类（TCAs）、四环类。近年来更多按照作用机制来划分：包括选择性 5-羟色胺再摄取抑制剂（SSRIs），如氟西汀等；选择性 5-羟色胺及去甲肾上腺素再摄取抑制剂（SNRIs），如文拉法辛等；去甲肾上腺素及特异性 5-羟色胺能抗抑郁药（NaSSA），如米氮平；选择性去甲肾上腺素再摄取抑制剂（NRI），如瑞波西汀；5-羟色胺平衡抗抑郁药（SMA），如曲唑酮；去甲肾上腺素及多巴胺再摄取抑制剂（NDRIs），如安非他酮；调节褪黑素，如阿戈美拉汀；可逆性单胺氧化酶再摄取抑制剂（RMAOI），如吗氯贝胺等。TCAs 作为经典抗抑郁药，仍保留三环类这个名称。此外在临床上应用的抗抑郁药物还有氟哌噻吨美利曲辛、中草药和氯胺酮等。

1. SSRI、SNRI 等药物

与传统的三环类药物以及单胺氧化酶抑制剂相比，SSRI、SNRI 和其他一些新型抗抑郁药凭借在安全性和耐受性方面的优势成为一线推荐药物，大量的循证证据支持这些药物可以有效地治疗抑郁症，并且不同药物总体有效率和总体不良反应发生率之间不存在显著性差异。

（1）选择性 5-羟色胺再摄取抑制剂（SSRIs）：目前用于临床的有氟西汀、舍曲林、帕罗西汀、氟伏沙明、西酞普兰和艾司西酞普兰。急性期治疗中，众多随机对照研究支持 SSRIs 治疗抑郁症的疗效优于安慰剂。不同 SSRIs 药物间的整体疗效无显著性差异。在巩固期预防复燃方面，与安慰剂相比，使用 SSRIs 可有效预防抑郁症复燃，不同 SSRIs 类药物其预防抑郁复燃的疗效相似。关于维持期预防复发的研究较少，病例对照研究结果表明，与安慰剂相比，SSRIs 在预防抑郁症复发方面具有明显优势，可显著减低抑郁复发风险。有效治疗剂量分别为氟西汀 20 mg/日～60 mg/日、帕罗西汀 20 mg/日～60 mg/日、舍曲林 50 mg/日～200 mg/日、氟伏沙明 50 mg/日～300 mg/日、西酞普兰 20 mg/日～60 mg/日、艾司西酞普兰 10 mg/日～20 mg/日。

（2）选择性 5-羟色胺和去甲肾上腺素再摄取抑制剂（SNRIs）：代表药物为文拉法辛和度洛西汀。此类药物具有 5-HT 和 NE 双重摄取抑制作用，高剂量时对 DA 摄取有抑制作用，不良反应相对较少。此药物特点是疗效与剂量有关，低剂量时作用谱和不良反应与 SSRIs 类似，剂量增高后作用谱加宽，不良反应也相应增加。文拉法辛的常用剂量为 75 mg/日～225 mg/日，普通制剂分 2～3 次服用，缓释剂日服 1 次；度洛西汀常用剂量为 60 mg/日。

（3）去甲肾上腺素和特异性 5-羟色胺能抗抑郁药（NaSSA）：代表药物为米氮平。米氮平对抑郁障碍患者的食欲下降和睡眠紊乱症状改善明显，较少引起性功能障碍。常用治疗剂量为 15 mg/日～45 mg/日，分 1~2 次服用。

（4）去甲肾上腺素和多巴胺再摄取抑制剂（NDRIs）：代表药物为安非他酮。对于伴有焦虑症状的抑郁障碍患者，SSRIs 的疗效优于安非他酮，但安非他酮对疲乏、困倦症状的改善要优于某些 SSRIs。安非他酮对体重增加影响较小，甚至可减轻体重，这一点可能适用于超重或肥胖的患者，并且是转躁率最低的抗抑郁药物之一。与安慰剂相比，安非他酮可有效预防抑郁症的复燃和复发，安非他酮还应用于戒烟治疗。常用药物剂量 75 mg/日～450 mg/日，需分次服用。

（5）褪黑素调节：代表药物为阿戈美拉汀。多项临床研究证实，阿戈美拉汀具有明显的抗抑郁作用，此外对于季节性情感障碍也有效。由于作用于褪黑素受体，阿戈美拉汀具有与褪黑素类似的调节睡眠作用，这种对睡眠的改善作用往往在用药第一周就会显现。用药剂量范围为 25 mg/日～50 mg/日，每日 1 次，睡前服用。使用该药物前需进行基线肝功能检查，血清氨基转移酶超过正常上限 3 倍者不应该使用该药治疗，治疗期间应定期监测肝功能。

2. 三环类（TCAs）和四环类药物

由于其耐受性和安全性问题，作为二线药物加以推荐，目前国内使用的有阿米替林、氯米帕明、丙米嗪、多塞平、马普替林和米安色林。大量研究证明，TCAs 和四环类药物对抑郁症疗效确切，其中阿米替林的疗效略优于其他 TCAs。对于住院患者而言，阿米替林的疗效优于 SSRIs，对于门诊患者两者间疗效无显著性差异，但 SSRIs 耐受性更好。氯米帕明的抗强迫疗效较为肯定。

曲唑酮，综合其疗效和耐受性，作为二线推荐抗抑郁药。曲唑酮的抗抑郁效果优于安慰剂，逊于 SSRIs。低剂量曲唑酮有改善睡眠作用，但长期使用需注意不良反应和药物耐受性问题。

3. 单胺氧化酶抑制剂（MAOI）

由于其安全性和耐受性问题，以及药物对饮食的限制问题，作为三线推荐药物。MAOI 可以有效治疗抑郁障碍，常用于其他抗抑郁药治疗无效的抑郁障碍患者。国内仅有吗氯贝胺作为可逆性单胺氧化酶再摄取抑制剂（RMAOI），与 TCAs 疗效相当。

4. 中草药

目前在我国获得国家食品药品监督管理局正式批准治疗抑郁症的药物还包括中草药，主要治疗轻中度抑郁症。主要包括：圣约翰草提取物片，是从草药（圣约翰草）中提取的一种天然药物，其主要药理成分为贯叶金丝桃素和贯叶连翘。适应于治疗轻、中度抑郁症；疏肝解郁胶囊，是由贯叶金丝桃、刺五加复方制成的中成药胶囊制剂。治疗轻中度单相抑郁症属肝郁脾虚证者。治疗轻中度抑郁症的疗效与盐酸氟西汀相当，优于安慰剂；巴戟天寡糖胶囊，治疗轻中度抑郁症，中医辨证属于肾阳虚证者。

（二）抗抑郁药物的不良反应

1. 常见不良反应及处理

药物不良反应会影响治疗的耐受性和依从性，需要在临床使用中注意观察并及时处理。不同抗抑郁药其常见不良反应也有所不同，大部分新型抗抑郁药的总体耐受性要优于三环类药物，治疗中断率更低，安全性更好。

选择性 5-羟色胺再摄取抑制剂（SSRIs）最常见的不良反应是胃肠道反应（恶心、呕吐和腹泻），激越/坐立不安（加重坐立不安、激越和睡眠障碍），性功能障碍（勃起或射精困难，性欲丧失和性冷淡）和神经系统不良反应（偏头疼和紧张性头疼），增加跌倒的风险，某些患者长期服用可能会导致体重增加。

选择性 5-羟色胺和去甲肾上腺素再摄取抑制剂（SNRIs）的常见不良反应与 SSRIs 类似，如恶心、呕吐、性功能障碍和激活症状。SNRIs 还有一些与去甲肾上腺素活动相关的不良反应，如血压升高、心率加快、口干、多汗和便秘。

米氮平治疗中断率和 SSRIs 相当，其常见不良反应包括口干、镇静和体重增加，因此较适合伴有失眠和体重下降的患者，但有可能升高某些患者的血脂水平。

安非他酮由于没有直接的 5-羟色胺能系统作用，因此很少发生性功能障碍，神经系统的不良反应有头疼、震颤和惊厥，应避免使用过大的剂量以防止诱发癫痫发作，一般不用于伴有精神病性症状的抑郁患者，其他常见的不良反应还有激越、失眠、胃肠不适等。

阿戈美拉汀常见的不良反应有头晕、视物模糊、感觉异常，整体耐受性与SSRIs、SNRIs相当，因为有潜在肝损害的风险，因此开始治疗和增加剂量时需要常规监测肝功能。

曲唑酮最常见的不良反应是镇静，比其他新型抗抑郁药更明显。心血管系统不良反应和性功能障碍也较常见。

三环类药物最常见的不良反应涉及抗胆碱能（口干、便秘、视物模糊和排尿困难），心血管系统（直立性低血压、缓慢性心律失常和心动过速），抗组胺能（镇静、体重增加）和神经系统（肌阵挛、癫痫和谵妄）。

2. 撤药综合征

抗抑郁药的撤药综合征通常出现在大约20％的患者中，在服用一段时间的抗抑郁药后停药或减药时发生。撤药综合征通常表现为流感样症状、精神症状及神经系统症状等，撤药综合征的症状有时可能被误诊为病情复燃或复发。

3. 自杀

2004年，美国食品和药物管理局（FDA）要求抗抑郁药厂商在药物说明书中就儿童和青少年服用抗抑郁药可能引发的自杀问题予以黑框警示。目前尚无法明确证实使用抗抑郁药与自杀发生有关。但是，在用药的最初2～4周内需要评估自杀风险，此时药物的不良反应与症状的叠加作用可能导致自杀风险增高，对自杀的评估应该贯穿于整个治疗过程中。

四、心理治疗

对于抑郁障碍患者可采用的心理治疗种类较多，常用的主要有：支持性心理治疗、认知行为治疗、精神动力学治疗、人际心理治疗以及婚姻和家庭治疗等。心理治疗对于轻中度抑郁障碍的疗效与抗抑郁药疗效相仿，但对严重的或内源性抑郁往往不能单独使用心理治疗，需在药物治疗基础上联合使用。

（一）支持性心理治疗

通过倾听、解释、指导和鼓励等方法帮助患者正确认识和对待自身疾病，使患者能够主动配合治疗。实施要点：

（1）积极倾听：给予患者足够的时间述说问题，通过耐心的倾听，让患者感受到医生对自己的关心和理解。

（2）引导患者觉察自己的情绪，并鼓励患者表达其情绪，以减轻苦恼和心理压抑。

（3）疾病健康教育，使患者客观地认识和了解自身的心理或精神问题，从而积极、乐观地面对疾病。

（4）增强患者的信心，鼓励其通过多种方式进行自我调节，帮助患者找到配合常规治疗和保持良好社会功能之间的平衡点。

（二）认知行为治疗

通过帮助患者认识并矫正自身的错误信念、缓解情感压力，达到减轻症状、改善患者应对能力、最终降低疾病复发率的目的。常用的干预技术包括：

（1）识别自动想法。可用提问、想象和角色扮演等方法让患者学会识别自动想法，尤其识别出那些在激怒、悲观和抑郁情绪之前出现的特殊想法。

（2）识别认知错误和逻辑错误。注意听取和记录患者的自动想法和"口头禅"（如"我应该""必须"等），然后采用苏格拉底式提问（即连续地提出问题，让被提问者通过理性思考，发现谬误，拓宽思路，获得启发，最终得出自己的结论），帮助患者归纳和总结出一般规律，建立合理的认知思维方式。

（3）真实性检验。让患者将自己的自动想法当成一种假设到现实生活中去检验，结果患者可能会发现，现实生活中自己的这些消极认知或想法在绝大多数情况下是与实际不符合的。

（4）通过日记的方式记录情感和活动情况。包括日常起居、想法、情感体验、社交活动等。

（三）精神动力学治疗

在治疗师较少参与的前提下，让患者自由联想和自由畅谈，通过谈话中的某些具体实例去发现线索和若干问题，从中选择患者认可的某个需重点解决的焦点冲突，通过治疗让患者自我感悟和修通，对该问题和冲突达到新的认识，同时学会新的思考或情感表达方式。

(四) 人际心理治疗

已有很多设计严谨的随机对照研究证实,人际心理治疗对抑郁障碍急性期有效,目前将人际心理治疗作为治疗抑郁障碍的一线选择。由于人际心理治疗强调抑郁障碍是医学疾病而非单纯的心理问题,是疾病和症状困扰了患者而非患者本人的问题,因此临床上多与药物治疗合用。

通过帮助患者识别抑郁的促发因素(包括人际关系丧失、角色破坏和转变、社会性分离或社交技巧缺陷等),处理患者当前面临的人际交往问题,使患者学会把情绪与人际交往联系起来,通过适当的人际关系调整和改善来减轻抑郁,提高患者的社会适应能力。

(五) 婚姻和家庭治疗

婚姻和家庭对抑郁障碍的发生和康复有重要影响。婚姻治疗以促进良好的配偶关系为目标,重点为发现和解决夫妻之间的问题,治疗原则是积极主动、兼顾平衡、保持中立、重在调试和非包办。家庭治疗是以家庭为对象实施的团体心理治疗,旨在改善家庭的应对功能,帮助患者及其家属面对抑郁发作带来的压力,并防止复发。

虽然心理治疗的方法各异,但各种心理治疗都基于特定的心理学原理,都有着特定的治疗技术和方法。心理治疗的有效性与治疗师接受的培训及其治疗技术有关。患者的症状严重程度、病程、对心理治疗的信念和态度也会影响心理治疗的疗效。因此在心理治疗过程中,治疗师与患者建立良好的治疗性联盟是至关重要的。需要强调的是,心理治疗不是简单的谈话治疗,必须由经过规范培训的治疗师按照治疗规范进行。

心理治疗和药物治疗的联合使用可以贯序进行(如药物治疗 8 周后进行心理治疗),也可以同时进行。正是由于所用的方式差异巨大,各种研究之间难以比较,甚至连 Meta 分析也难以得出较为可靠的结果。多数合并治疗的研究是关于认知行为治疗和人际心理治疗的,近来有研究观察到心理治疗和药物治疗联合对抑郁障碍的疗效优于任一种单一治疗,特别是部分特殊病例研究显示有显著的疗效叠加作用,如慢性抑郁、严重复发性抑郁、住院患者等。联合治疗的优势在于药物有助于早期改善抑郁症状,心理治疗有助于提高患者服药的依从性及整体、全面地改善患者的功能状态。心理治疗在抑郁障碍维持治疗中的研究较少。一项 Meta 分析显示,与药物治疗相比,接受认知行为治疗的患者复发率更低。如果在认知行为治疗有效的基础上维持认知行为治疗,与药物治疗相比能更有效地预防复发,并且当认知行为治疗停止后,仍能够发挥其保护作用,在接受认知行为治疗后的 12 个月里,患者的复发率仅为 31%,而药物治疗的患者复发率为 76%;但如果药物治疗的患者维持药物治疗的话,复发率则相近。目前认知行为治疗可作为维持治疗的一线推荐。关于其他心理治疗在抑郁障碍维持治疗中的研究比较少,人际心理治疗在特殊人群中有一定的预防复发的作用。2014 年的一项荟萃分析也支持无论是认知行为治疗还是人际心理治疗,都对抑郁发作有一定的预防作用。关于精神动力学治疗的长期疗效的研究则更少,有一项研究观察到,超过 1 年的精神动力学治疗总体而言有效,但该研究并不专门针对抑郁障碍。

五、物理治疗

(一) 电休克治疗(ECT)

电休克治疗(ECT)是给予中枢神经系统适量的电流刺激、引发大脑皮层的电活动同步化、引起患者短暂意识丧失和全身抽搐发作、对精神症状有治疗作用的一种方法。电刺激前给予静脉麻醉并注射适量肌肉松弛剂,可使抽搐发作不明显,称为改良电休克治疗(MECT),是目前使用的主要形式。在抑郁障碍中,MECT 的适应证包括:

(1) 严重抑郁,有强烈自伤、自杀未遂及行为者,以及明显自责自罪;

(2) 拒食、违拗和紧张性木僵;

(3) 极度兴奋、躁动、冲动伤人;

(4) 抗抑郁药物治疗无效或对药物治疗不能耐受。

MECT 的禁忌证有:严重脑器质性及躯体疾病、急性全身感染和发热、肌肉松弛剂过敏。

(二) 重复经颅磁刺激治疗(rTMS)

rTMS 通过线圈产生高磁场,在脑内特定区域产生感应电流,使神经细胞发生去极化,从而产生功能改变。rTMS是抑郁障碍非药物治疗的重要手段之一,因其无创性而得到逐步推广。

rTMS有中度抗抑郁效果,短期内在改善抑郁症状和自杀行为方面均有效。rTMS的抗抑郁机制可能是通过影响深部脑组织如基底核、纹状体、海马、丘脑和边缘叶等局部大脑皮质兴奋性和血流活动,引起脑内神经递质、细胞因子及神经营养因子的改变而发挥作用。rTMS的最大不良反应是癫痫发作,另外还有头痛、刺激部位皮肤损伤和诱发躁狂等。

六、其他治疗方法

(一)光照治疗

对于季节性抑郁障碍的患者,光照治疗具有明显的抗抑郁效果,并且可以增强抗抑郁药物的治疗作用;对于非季节性抑郁障碍的患者,需要更深入地研究来确定光照疗法的效果。光照疗法的机制尚不清楚,但有研究显示与调节紊乱的生物节律、血清素以及儿茶酚胺系统有关。目前光照疗法被推荐为季节性抑郁障碍患者的一线治疗,而对于其他类型的抑郁障碍患者只能是辅助的增效治疗。

(二)完全或部分睡眠剥夺(觉醒疗法)

完全睡眠剥夺是一种非药物治疗手段,通过让抑郁障碍患者整夜不眠并持续到次日,能够对60%的抑郁障碍患者产生迅速的抗抑郁作用,虽然有时很难让患者保持持续的觉醒,而后半夜睡眠剥夺(部分睡眠剥夺)则让患者在凌晨1~2点间醒来,并保持觉醒至少到当日晚上8点。部分睡眠剥夺和完全睡眠剥夺一样迅速、有效,而且更容易被抑郁障碍患者接受。其机制可能通过诱导海马神经发生而产生作用。由于抑郁障碍患者睡眠剥夺治疗后疗效并不持久,容易复发,因此睡眠剥夺治疗在临床上只是作为一种增效手段。另外,运动、针灸、中药(如逍遥散、解郁丸)等也可以作为抑郁障碍的辅助治疗方法,具有一定的临床疗效。

第六节　抑郁障碍的康复和预防

抑郁障碍由于其高发病率、复发率、致残率,对患者的心理社会功能、生活质量等造成了不利影响,因此,抑郁障碍的康复技术和预防手段就显得尤为重要。

一、抑郁障碍的康复

经抗抑郁药治疗之后,大约 15％的患者达不到临床治愈,即使坚持治疗的患者,仍有 20％的复燃率,而停止治疗的患者,复燃率高达 85％。即使症状缓解后,仍有 20％～35％的患者会有残留症状和社会功能或职业能力的损害。残留症状可表现为疲劳感、躯体性及精神性焦虑、主动性及快感缺失、睡眠障碍、性功能障碍、认知功能损害、内疚感或罪恶感等。这些残留症状会明显损害患者的生存质量、健康状态及功能水平。有报告显示,仅有 58％～84％的抑郁障碍患者在出院 1 年半后恢复了病前的心理社会功能。

康复的主要内容和措施有:

(一) 心理健康教育

部分人群对抑郁障碍患者持负性态度,这种态度不仅加重了病情,也影响了患者的心理健康,使其产生自卑感、病耻感等心理问题。这种影响不仅限于患者本人,还波及其家属。

(1)向抑郁障碍患者和家属讲解疾病相关知识,以协助其更有效地应对疾病。主要内容包括病因、诊断、症状、治疗、预后、复发早期表现的识别,预防复发的措施,药物治疗的基本知识,药物治疗常见的不良反应等;还包括家庭支持、危机干预等方面的知识,帮助患者和家属正确认识疾病,维护和增强他们的心理健康。

(2)消除病耻感,与其他内科疾病做类比。抑郁障碍和感冒、胃溃疡等一样,都是一种疾病,都是由各种致病因子导致机体处于不健康的状态,通过正确治疗,都可以恢复健康状态。协助患者做好充分的心理准备,勇于面对可能出现的社会偏见,增强对不良心理刺激的抵抗力,用行动来证明自己。

（3）心理支持。抑郁障碍患者由于受到疾病的影响,常会感到绝望、无助和无用,加强心理支持,帮助患者正确地认识自我,做到真诚表露自我和接纳,鼓励患者表达对疾病的认识和感受,释放内心的抑郁和痛苦。

（二）个人生活自理能力的康复

很多抑郁障碍患者由于动力缺乏、兴趣下降等症状,导致基本生活不能自理,根据医生的评估结果,鼓励患者尽量自主完成包括起床、洗漱、穿衣、整理房间、服药、参加娱乐活动及按时作息等日常活动,并可使用适当的奖励措施强化患者的自主性。

（三）疾病的自我管理

疾病的自我管理包括药物的自我管理和症状的自我管理:

（1）药物的自我管理。医生向患者介绍抗抑郁药物、抗精神病药物的有关知识,让患者了解药物对他们的帮助;帮助患者正确使用药物和了解药物的疗效;帮助患者识别什么是药物不良反应,用什么方法来应对不良反应,并鼓励患者记录身体与精神上不适的具体发生时间与服药时间之间的关系;与患者讨论如何保存药物、如何按时按量服药等。

（2）症状的自我管理。医生教会患者识别自身所存在的精神症状及处理方法、识别复发的先兆症状并及时向医生报告。

（四）社交技能和社会角色适应的培训

由于疾病原因,抑郁障碍患者对社交生活兴趣丧失,或者因社会偏见而不敢与人接近,可出现社交技能的缺损,因此需要社交技能的训练。社交技能训练是指运用示范、角色扮演、强化训练、资源管理、解决问题和家庭作业练习等一系列方法,帮助抑郁障碍患者处理社会角色功能的缺损,使患者在人际关系、家庭关系、适应社会生活等方面,通过学习和训练得到改善,促进心理社会功能的康复。

(五) 艺术治疗

艺术治疗是以艺术活动为中介的一种非言语性心理治疗。通过艺术活动让患者产生自由联想来稳定和调节情感,消除负性情绪,为精神疾病的康复服务。艺术治疗包括美术治疗、音乐治疗、舞蹈治疗、陶艺治疗、心理剧治疗等多种治疗形式。艺术治疗有如下独特的优点:一是患者自身在艺术活动中边参与、边观察;二是治疗过程中有转移、象征、解释、潜意识等行为融入;三是非语言性的作品有助于达到表现自我、解放被压抑的情绪、欲望;四是语言作为辅助手段,有利于缓解紧张。艺术治疗的缺点是有相当的局限性,在疾病的急性期应用困难,无法强制性参与。

(六) 认知心理治疗

抑郁障碍患者即使在病情缓解后也常伴有残余症状和心理社会功能损害,因此在疾病的维持期和缓解期加强心理干预很有必要,特别是对具有功能失调性思维与负性归因方式的患者。尽管维持期心理治疗疗效的相关研究较少,但一些研究已经显示维持期的心理治疗有效。认知心理治疗可显著降低抑郁障碍复发的危险性,帮助患者保持无抑郁状态,减少和消除令病情波动的心理因素,在提高治疗依从性、消除病耻感、增强社交能力、协助适应社会角色、提高处理应激事件的能力等方面具有明显疗效。

(七) 家庭干预

家庭是个体接触最密切、最长久的群体,是社会支持系统的最主要来源。家庭关系与家庭支持的好与坏是影响抑郁障碍患者康复结局的重要因素。稳定和睦的家庭气氛是患者康复的基础,而作为照料者的家庭成员的心理素质状况和护理技巧是提供良好支持的重要条件。不良的家庭气氛和不健全的家庭结构一方面影响个体正常的发育,另一方面会影响已患疾病的预后。

家庭干预的内容主要包括:疾病相关知识的健康教育,提高家庭对疾病的认识;支持、关心家庭中的照顾者;促进家庭中其他成员的成长;帮助家庭成员掌握抑郁障碍的监护常识和一些具体的应对措施,如密切观察和记录病情、定期陪伴患者随诊复查、熟悉复发早期的预警症状等;促进家庭成员内部的交流;提高服药依从性;减少指责和过度保护;建立对未来的自信心;鼓励建立家庭以外的支持系统;减低过高的、不切实际的期望值。

(八) 职业康复

职业康复的目标是帮助从业年龄的抑郁障碍患者成功就业或适应职业状态,使之尽可能达到较高的职业功能水平。职业康复的方法有以下几种:一是庇护性工场。由政府、医院或非政府组织提供工作场所,对尚未进入职业竞争的患者提供短期的工作时间,职业压力少,工作任务简单,有较好的工作环境。二是过渡性职业。主要适用于重症患者经住院治疗病情基本缓解,在出院后一时难以进入社会竞争性就业者。可由地区福利部门和社区服务部门组织,在真实的工作场所找到短期的工作机会。三是与学校联合,促进教育。很多抑郁障碍患者因为疾病无法完成学业,为此感到挫败并且导致竞争力低、就业机会少。与学校联合,安排抑郁障碍患者到校园上课,接受教育和就业训练。

二、抑郁障碍的预防

抑郁障碍是最常见的精神疾病之一,抑郁障碍相关的危险因素(如父母患抑郁症、抑郁素质性认知)、一般的风险因素(如不正确的教养、虐待忽视儿童、应激性生活事件、遭受欺负等)和保护因素(掌控感、自尊、自我效能、应激耐受能力、社会支持等)存在于各个年龄阶段,甚至早自婴儿期,包括生物的、心理的、家庭的、社会的以及与社会有关的。有几项研究都发现,抑郁障碍实施干预后的发病率有显著下降。对照研究表明,在实施干预之后,抑郁症状的发生率平均减少了11%。

(一)普通干预、选择性干预与指向性干预

1. 普通干预

强化人群中的保护性因素可降低抑郁障碍的发病率,其例子有为着眼于解决儿童青少年问题的社交技能和认知训练的学校干预方案、为年龄较大的患者实行体能锻炼的干预方案等。在1年以上的干预之后,某些以学校为基础的干预方案(如形式和内容丰富的青少年干预方案)使抑郁症状发生的概率下降了

50％以上。芬兰实施了一项对儿童进行以家庭为基础的早期家庭咨询方案,对照研究的结果发现,在 10～15 年后这些儿童进入青少年期及成年早期时,他们中发生的情绪和行为问题与对照组比较有所下降。

2. 选择性干预

如针对有品行问题孩子的干预措施,目的在于通过提供信息及对家长养育孩子的行为方法进行训练,以改进家长的心理社会完好状态。这种干预手段表明,随着儿童品行症状的改善,家长的抑郁症状也可减少约 30%。此外,一些着眼于应对重大生活事件的选择性干预措施对抑郁症状有显著和长期的减少作用,如针对那些丧父、丧母及父母离异的儿童的干预方案和针对失业者与罹患慢性疾病的老年人的干预方案。

战争与自然灾害常常是导致抑郁的重要原因之一,如果能够提供合适的社会经济援助与心理支持,难民和战争创伤者的抑郁症状发生的可能将会明显减少。

3. 指向性干预

针对抑郁症状比较严重但尚不能诊断为抑郁障碍的人群,一些干预方案在减轻抑郁程度及预防抑郁发作上有显著的效果。这些方案主要包括指导高危人群如何进行积极的思考、摒弃消极的思维方式及提高解决问题的技巧。

(二) 精神卫生的健康教育

抑郁障碍是一种常见的高患病率精神障碍,但社会调查表明,我国社会人群对抑郁障碍的基本防治知识了解甚少,这也使得人群中抑郁障碍患者的未治率居高不下,因此广泛宣传和普及抑郁障碍的人群防治知识是一个极为关键的常规任务。根据不同的对象,采取不尽相同的宣传内容和策略。如针对管理人群,可侧重从抑郁障碍的患病率及对工作、生活和社会的影响,从而说明开展防治工作的重要性;针对患者家属及照料者,应强调抑郁障碍发生的早期表现,如何早发现、早治疗、防范自杀行为和减少复发,在疾病康复期如何关心和护理患者,减少环境中的应激因素;针对基层卫生人员,主要介绍常用抗抑郁药物及一般处理对策,强调维持药物治疗的重要性,并介绍一些切实可行的心理社会治疗方法等。

(三) 患者及家庭的预防措施

(1) 维持足够长时间的药物治疗:这是预防复发的重要措施之一,患者及家属要充分认识到全病程治疗的重要性并坚持治疗。

（2）识别复发的预警症状：家属要有识别复发早期症状的能力，同时帮助患者树立自我管理、自我保健的责任意识，协助患者及时就诊和调整药物治疗方案。

（3）正确处理社会心理应激因素：教会患者简单的应对不良事件的技巧，如有持续的、严重的心理社会应激，可配合心理咨询或心理治疗。

（4）保持良好的生活习惯。

（5）保持良好的社会角色。

（6）保持和睦的家庭关系。

（7）预防复发训练：教会患者和家属如何识别环境的诱发因素、如何早期识别复发征象以及如何应对上述问题。预防复发也强调应激应对技术，可与有复发经历的患者讨论引起复发的相关因素，如停药减药、压力过大、严重生活事件等。预防复发训练可以是个体的咨询，也可以是群体治疗。研究表明，预防复发训练可以降低复发率、再入院率。

总之，精神障碍属于慢性复发性脑部疾病，病耻感、治疗滞后、治疗不恰当、失业、居住条件恶劣以及缺乏社会支持等因素，会使疾病反复发作，社会功能下降，最后走向功能衰退。药物治疗仅仅是治疗的一部分，远远不能解决功能衰退与残疾问题，因而需要更长期的和更综合的康复服务。目前强调的是全病程的药物治疗，将药物治疗和心理社会康复有机结合，强调功能恢复与回归社会，以获得最佳临床结局。

纵观精神疾病的全病程，从预防到治疗再到康复是一个治疗的连续谱，要将精神卫生促进融入精神障碍预防，做到早期发现、早期治疗、全病程治疗并康复及功能恢复。遗憾的是，在实际工作中，预防、治疗、康复在无意中被分割开来。对于严重精神障碍患者（主要包括精神分裂症、严重抑郁、双相障碍等），良好的服务体系尤为重要。首先，服务应该是多个学科协调的，服务团队不仅包括精神科医师、护士，社会工作者、心理治疗师、社区工作人员、家属等都应该加入此团队。其次，服务应该是"无缝连接"的，从功能上讲，应该强调全病程干预，急性治疗、巩固维持治疗康复与回归社会应该成为一个整体，而不是症状控制；从结构上讲，精神病院、康复机构、社区应该成为一个整体，建立相互协调与转诊机制；从管理上讲，医疗卫生、社会福利、公安、民政、社区同样应该相互协调，形成合力。但目前这种整合的、以社区为基础的"无缝连接"服务体系还没有建立起来。

三、抑郁障碍的自杀和危机干预

精神疾病与自杀的关系已成为近年来全世界精神卫生研究领域的重要课题之一。抑郁障碍是与自杀关系最为密切的精神疾病，自杀是抑郁障碍的最严重后果，有 15%～20% 的抑郁障碍患者死于自杀。绝大多数的自杀者在自杀死亡之前有症状存在，其中 60% 左右可诊断为抑郁障碍。自杀的危险因素包括：阳性自杀家族史；酒依赖和药物滥用；年龄（45 岁及以上，尤其是老年男性）；易激怒、冲动和暴力行为；既往有自杀行为；男性；拒绝接受帮助；抑郁障碍合并自责、后悔；重大负性生活事件（如丧失或分离、严重躯体疾病、失业或退休、单身、丧偶或离婚）；严重焦虑或惊恐发作。

危机干预是一种常用于自杀及企图自杀者的心理干预。防自杀的危机干预重点是尽可能在短时间内帮助患者及企图自杀者调节、恢复失平衡的心理状态，充分肯定其优点和长处，帮其寻找已采用过的且有效的应对技巧以及寻找可能的社会支持系统等，强调干预的时间紧迫性和干预的有效性。

可通过多种方法和策略危机干预，其中包括电话咨询和面谈。电话咨询又称心理热线，我国的多数城市、多种机构已发起心理热线公益救助。心理热线不局限于时间和地点，具有简便、及时、经济且保密性强等优点，但由于是电话咨询，导致声音是获得信息及实行干预的唯一途径，获取信息可能不完整。因此，对于有消极轻生倾向的抑郁障碍患者的来电，若是对方不拒绝，应尽可能约其面谈。一般经过 4～6 周的危机干预，绝大多数的危机当事者会度过危机，情绪得以缓和。

自杀的危机干预过程主要包括：

（1）自杀风险评估。通过会谈和使用自杀危险性量表，如贝克绝望量表（The Beck Hopelessness Scale，BHS）、自杀风险性评估量表等，评估患者的自杀危险性，还包括他杀、自伤、冲动攻击行为等发生的可能性，如果患者已有详细的自杀计划或已准备实施，应密切监护或住院治疗。

（2）确立问题的性质。通过倾听等核心技术，从患者角度确定和理解其所认识的问题，帮助其宣泄其所压抑的情感。

（3）保证患者安全。将生理和心理危险性尽可能降到最低。

（4）强有力的支持。以积极的方式接纳患者所有的经历与感受，不评价其是否值得赞扬或批评，同时可指导其开展松弛训练。

（5）采用变通的应对方式。启发患者认识和理解危机发展的过程及与诱因的关系，教会其解决问题的技巧和应对方式，从多种不同途径思考变通的方式，建立新的社会支持系统。

（6）制订遏止危机的计划。制订计划时应与求助者合作，根据患者的应对能力，切实可行并系统地帮助其解决问题。

（7）获得患者的承诺。在结束危机干预前，应该从患者那里得到直接和明白的承诺。

（8）强化患者新习得的应对技巧及问题解决方式。

第七节 案例分析

一、中度抑郁发作,不伴躯体症状

患者:小海,男,23 岁。

主诉:反复不开心、睡眠差 10 月余,加重 1 个月。

现病史:患者 2018 年读大学一年级时服兵役,2020 年 9 月服兵役结束后返回学校上课,因感到与同学年龄相差大、没有共同语言,玩不到一起而逐渐出现不开心,睡眠质量差,夜里睡不着觉。患者感觉自己周围没有朋友,对社交活动感到恐惧,不愿参加集体活动,大多数时间宅在宿舍里,很少外出,几乎不与室友及同学交流;上课注意力不集中,容易走神,学习状态较前差,学习成绩下降,出现挂科。虽然偶有好转,但也感到较以前差,难以恢复正常水平。最近一个月来,患者病情加重,情绪波动大,对自己没有信心,对当前状态不满意,感觉辜负了父母,曾有过一两次的自杀念头,但未实施;睡眠昼夜颠倒,平时饮食无规律,经常是连续好几顿不吃,然后突然一顿又吃得很多。患者察觉自身异常,在学校老师建议下曾于 2021 年 6 月来医院门诊就诊,诊断为"抑郁发作",予艾司西酞普兰 10 mg/日药物治疗,疗效一般,未见明显药物副反应。因患者感觉疗效欠佳,主动来医院要求住院治疗。患者自发病以来无外跑现象,无冲动、打人、毁物行为,有一两次消极意念(感觉活着没有意思),体重、大小便无异常。

既往史:患者自述无心、肝、肾等重大器质性疾病史,无急慢性传染病史,无脑外伤、感染、高热、惊厥、抽搐、昏迷、中毒、癫痫、骨折等病史,无手术及输血史,无食物及药物过敏史,预防接种史按序进行。

个人史:患者出生后不久由远亲过继给现父母,母孕期及出生情况均不详。适龄入学,学习成绩好,现就读于上海某高校法学专业本科,人际关系一般,与同学老师之间交流少。否认有放射性物质、粉尘、化学物质、工业毒物接触史。未婚未育,否认有不洁性交史。否认有饮酒史,有吸烟史 8 年左右,每日约吸烟半包。病前性格温和。

家族史：否认两系三代有精神异常史。

（一）体格检查

体温：36.7℃；脉搏：84次/分；呼吸：18次/分；血压：140/100 mmHg。

（二）辅助检查

2021年6月15日门诊检查，SDS：轻度抑郁症状；SCL－90：中度强迫症状，中度人际关系敏感，中度抑郁症状，轻度躯体化症状，轻度焦虑症状，轻度敌对情绪，轻度恐怖症状，轻度偏执症状，轻度精神病性症状；SAS无异常。

（三）精神检查

1. 一般情况

（1）意识：清晰。

- 叫什么名字？ "小海。"
- 以前住过医院吗？ "没有，第一次。"
- 是谁陪你来的？ "我同学。"

（2）定向：对时间、地点、人物能准确定向。

- 现在是什么时间？ "下午。"
- 认识我吗？ "你是医生。"
- 这是什么地方？ "医院。"

（3）仪态：仪态整，貌龄相符。

（4）接触：接触合作，对答切题。

（5）注意：主动注意力集中，能将注意力转向回答内容；被动注意无注意涣散及随境转移。

2. 感知

（1）错觉：未引出。

- 这是什么？ "手机。"（对）
- 什么颜色？ "黑的。"（对）
- 我手里拿的是什么？ "笔。"（对）

（2）幻觉：未引出幻听、幻视、幻嗅等。

- 一个人的时候耳朵里有没有听见什么声音？　"没有。"
- 有看到什么奇怪的东西？　"没有。"
- 身上会有虫爬的感觉吗？　"没有。"
- 有闻到什么怪味道吗？　"没有。"
- 吃东西的时候有什么怪味道吗？　"没有。"

（3）感知综合障碍：未引出时间、空间及形体等感知综合障碍。

- 有感觉时间忽快忽慢吗？　"没有。"
- 有感觉房间忽大忽小吗？　"没有。"
- 有感觉自己的手忽长忽短吗？　"没有。"

3. 思维

（1）思维联想障碍：对答切题，思维迟钝。

- 感觉怎么不好？　"开心不起来，啥都不想做……"
- 多久了？　"从 2020 年 9 月到现在，差不多吧。"
- 中间有好的时候吗？　"有时好点，但感觉还是没有之前的状态。"

（2）思维逻辑障碍：未引出逻辑倒错等。

- 红旗代表什么？　"不代表什么。"
- 红旗是什么颜色？　"红颜色。"
- 五星红旗代表是什么？　"国旗。"

（3）思维内容障碍：未引出被害妄想和被监视、被控制感；存在消极观念，自我评价低。

- 感到有人要害你吗？　"没有。"
- 在外面的时候有人跟踪你、监视你有吗？　"没有。"
- 那有没有别人看你的眼光不一样？　"没有。"
- 自己的想法不说出来别人会知道吗？　"不会知道的。"
- 感觉自己有很大的本事吗？　"没啥本事的。"
- 有仪器控制你吗？　"没有。"
- 为什么会不开心啊？　"就感觉自己和周围人玩不到一起……"
- 还有别的吗？　"不想出门，就想宅在宿舍；上课听不进去，不能专心听讲。"
- 有过什么不好的想法吗？　"有过，原来有那么一两次，比如感觉自己没用，活着没意思了。"

- 有没有想过用什么方法自杀？ "就只是想想，一瞬间的想法吧，我不敢。"

4. 情感

（1）性质改变：情绪低落。

（2）波动性改变：未见情感波动性改变。

（3）协调性改变：情感协调。

- 有时候会感觉特别开心吗？ "没有。"
- 感兴趣的活动还会参加吗？ "很少了，基本就宅在宿舍。"
- 和室友交流吗？ "不怎么说话的。"

5. 意志行为

（1）意志与意向：意志要求减退。

（2）行为与动作：有过一两次消极意念，无行为。

- 原来有想过自杀，是吗？ "对，就是一瞬间的感觉……"
- 没有深入想过吗？ "没有，我不敢的。"
- 从小到大不开心的时候有过自伤行为吗？ "没有。"
- 最近吃饭怎么样？ "吃饭不规律吧，好几顿不吃，想吃的话就想吃很多。"
- 睡觉怎么样？ "睡不着，老是想事情……"
- 你对住院有什么看法？ "争取把病治好吧。"
- 以后有什么打算吗？ "赶紧把自己心态调整好，不能耽误学业啊。"

6. 智能

（1）记忆：即时、近事、远事记忆无异常。

- 报个数你记一下：652415。 "652415。"
- 你今天早上吃的是什么啊？ "吃的是稀饭。"（对）
- 你什么时候开始不开心的？ "2020 年 9 月吧。"（对）

（2）计算：正常。

- 50 元用掉 27 元还剩几元？ "还有 23 元。"
- 1/2＋1/2 等于多少？ "1。"
- 100－7－7－7……等于多少？ "93、86、79……"（对）
- 最后余数是多少？ "还有 2。"（对）

（3）常识：正常。

- 国庆节是哪天？ "10 月 1 日。"
- 劳动节是哪天？ "5 月 1 日。"
- 元旦是哪天？ "1 月 1 日。"

(4) 判断：正常。

- 1 公斤铁、1 公斤棉花哪个重？ "一样重。"
- 长方形的四个角斩去一个角还剩几个角？ "五个。"
- 树上有 10 只鸟，开枪打死 1 只还剩几只？ "没有了，剩下飞掉了。"(对)

(5) 理解力：正常。

- 半斤八两是什么意思？ "差不多，一样的。"
- 芝麻开花节节高是什么意思？ "越来越好。"
- 竹篮打水的后半句是什么？ "一场空。"

(6) 自知力：部分。

- 是你自己想来住院的吗？ "是。"
- 为什么想要住院呢？ "感觉是抑郁症，可能吃药有用吧。"
- 感觉自己心情不好是毛病，是吗？ "对啊，正常人肯定不会这么长时间不开心的……"

(四) 诊断

意识清，定向全，仪态整，注意力集中，接触交谈合作，思维迟钝，未引出幻觉、妄想，情感协调，情绪低落，兴趣下降、精力减退，自我评价感低，意志要求减退，智能无异常，自知力部分。根据 ICD - 10 诊断要点，结合病史、体检及精神检查，诊断：中度抑郁发作，不伴躯体症状。

1. 根据 ICD - 10 诊断标准

诊断要点：

(1) 临床特征：情绪低落，兴趣下降、精力减退，有过一两次消极观念，自我评价低，入睡困难，意志要求减退；

(2) 病程标准：总病程 10 个月；

(3) 分型标准：一是满足中度抑郁发作的一般性标准，二是不存在或极少存在躯体症状。

2. 严重程度及风险评估

自知力部分,社会功能受损:

(1)冲动行为风险评估分:0分,提示一般风险。

(2)自杀风险评估分:7分,提示中度风险。

(3)出走风险评估分:0分,提示一般风险。

(4)健康风险评估分:1分,提示存在风险。

(五)鉴别诊断：双相情感障碍

该病特点是有时表现心境高涨、精力和活动增加,有时表现心境低落、精力降低和活动减少。发作间期通常为完全缓解期。目前主要以后者为主,且有消极意念等,故需与之鉴别。根据病史及今日精神检查可知,患者自发病以来从未出现兴奋话多、精力旺盛、活动增多等情况,目前主要以抑郁情绪为主,故暂不考虑双相情感障碍。

(六)治疗方案

患者入院后予艾司西酞普兰片最大剂量 20 mg/日,联合米氮平片 15 mg/日,缓解低落情绪,抗抑郁治疗;因患者夜间睡眠差,予佐匹克隆片 7.5 mg/日改善患者睡眠治疗。治疗半月后,患者病情稳定,低落情绪明显改善,睡眠好,自动出院。出院后回到学校,继续学习,一直坚持服药,门诊随访 1 年,未见病情波动,恢复良好。

二、中度抑郁发作,伴躯体症状

患者:小鱼,女,18 岁,学生,由母亲陪同就诊。

代主诉:反复不开心、乏力、睡眠差 2 年,加重 3 个月。

现病史:2020 年 10 月因学习压力大,患者渐出现开心不起来、不想去上课的情况,稍不顺心就哭闹、发脾气,情绪低落,对什么都提不起兴趣,乏力,懒动,睡眠差,早醒,自觉身体不适,感觉身上发热、胸闷、腰痛,当时一周三四次去综合医院做检查,身体无异常。2020 年底开始做心理咨询但效果不明显。2021 年初,在市精神卫生中心门诊就诊,诊断为"重度抑郁",予艾司西酞普兰药物治疗,但一直未服药,病情无缓解,反反复复。患者自觉浑身不适,不想动,睡眠差,早醒。反复要去医院检查,自觉活着没意思,想着"干脆死了算了"。2021 年 9 月开学一周后家人再次带其至市精神卫生中心门诊就诊,开始服用艾司西酞普兰 10 mg/日、喹硫平 25 mg/日,服用后浑身有不适感,夜间睡眠质量较前好转,但仍感到乏力、不开心,故休学一年。休学期间病情仍不好,2022 年 7 月 5 日首次来我院门诊就诊,诊断为"抑郁发作",予艾司西酞普兰 10 mg、喹硫平 25 mg/日药物治疗,服用后躯体化症状及夜间睡眠质量改善明显。2022 年 9 月开学后患者继续读高三,有时因为上学的问题与父母产生矛盾,感觉全身不适,心情不好,对什么都提不起兴趣,什么都不想做,乏力,懒动,有时觉得活着没意思,家属觉其病情加重,故又送至我院治疗。患者自发病以来无外跑现象,无冲动言行,存在消极意念,无自伤自杀行为,服药后夜间睡眠质量较前好转,大小便无明显特殊,体重 79.4 kg。

　　既往史: 患者否认有心、肝、肾等重大器质性疾病史,否认有急慢性传染病史,否认有脑外伤、感染、高热、惊厥、抽搐、昏迷、中毒、癫痫、骨折手术等病史,否认有输血史,否认有食物及药物过敏史,预防接种史按序进行。

　　个人史: 独生女,足月顺产,母孕期及幼时生长发育情况良好。适龄入学,高一及以前学习成绩优秀,2021 年 9 月开始高三休学一年,2022 年 9 月高三在读。否认有放射性物质、粉尘、化学物质、工业毒物接触史。余无特殊。未婚未育,否认有恋爱史。无特殊月经史。病前性格内向温和。

　　家族史: 否认两系三代有精神异常史。

(一) 体格检查

体温: 36.6℃;脉搏: 92 次/分;呼吸: 18 次/分;血压: 127/72 mmHg。

(二) 辅助检查

无特殊。

(三) 精神检查

1. 一般情况
(1) 意识: 清晰。
- 你叫什么名字?　"小鱼。"
- 今年多大了?　"我 18 岁。"

- 你认识我吗？ "不认识。"

(2) 定向：对时间、地点、人物能准确定向。

- 现在是什么时间？ "下午。"
- 这里是什么地方？ "医院。"(对)
- 我是做什么的？ "医生。"(对)

(3) 仪态：仪态整，貌龄相符。

(4) 接触：接触较合作。

(5) 注意：主动注意力集中；被动注意未引出随境转移。

2. 感知

(1) 错觉：未引出。

- 这是什么？ "手机。"(对)
- 什么颜色？ "银色。"(对)
- 我手里拿的是什么？ "笔。"(对)

(2) 幻觉：未引出幻觉。

- 平时无人的时候会听到什么声音吗？ "没有的。"
- 有看到什么奇怪的东西？ "没有。"
- 身上会有虫爬的感觉吗？ "没有。"
- 是谁送你来看病的？ "我妈。"
- 有闻到什么怪味道吗？ "没有。"

(3) 感知综合障碍：未引出时间、空间及形体等感知综合障碍。

- 有感觉时间忽快忽慢吗？ "没有。"
- 有感觉房间忽大忽小吗？ "没有。"
- 有感觉自己的手忽长忽短吗？ "没有。"

3. 思维

(1) 思维联想障碍：思维连贯。

- 以前有在这种医院看过病吗？ "去年在市精神卫生中心看过，当时的情况和现在差不多，睡觉也很差，就去看了，还开了药。"
- 开的什么药还记得吗？ "第一次去开的药没吃，第二次开了两种，叫喹硫平和艾司西酞普兰。"
- 吃了药之后感觉有什么变化吗？ "睡觉好一点了。我现在睡觉的主要问题变成高中起得早睡得晚,睡眠不足了。(笑)但是不吃药还是睡不好。"

(2) 思维逻辑障碍:未引出病理性象征性思维等思维逻辑障碍。

- 红旗代表什么?　"五星红旗是国旗。"
- 你往后靠有什么特殊含义吗?　"我觉得这样坐放松一点。"
- 鸽子代表什么?　"代表和平。"

(3) 思维内容障碍:未引出被害妄想、关系妄想等思维内容障碍。

- 在学校有没有感觉人家在背后盯着你、议论你?　"这个没有的。不过我高二以来因为看病耽误了很多学习,开始会有一些老师说我懒惰、完不成作业,后面他们知道我生病了以后就没说过了。"
- 同学有没有背后议论你的?　"没有。"
- 有人欺负你吗?　"这个没有的。"
- 爸爸妈妈平时对你好吗?　"好的,挺关心我的。"
- 饭菜里有怪味道吗?　"没有。"
- 有人监视你吗?　"没有。"
- 有仪器控制你吗?　"没有。"
- 自己的想法不说出来别人会知道吗?　"不知道的。"

4. 情感

(1) 性质改变:情绪低落。

(2) 波动性改变:未见明显情感波动性改变。

(3) 协调性改变:情感协调。

- 以前有心情特别不好的时候吗?　"就一直是这样吧,觉得有点烦心,想到上学会不想去,觉得没力气。总之还是要调整吧。"
- 这种情绪持续了多久呢?　"就从高二开始,大概2年了。"
- 有过活着没意思的想法吗?想自杀之类的?　"那倒是没有。"
- 怎么在家说'不想活了死了算了'的话呢?　"跟我爸妈吵架,赌气说的,威胁他们,不是我真的不想活了。因为他们经常要我快点去学校,让我觉得压力很大。我很难受,我不想去。"
- 这中间有过心情特别好的时候吗?觉得自己能力很强、很厉害、很开心,想管别人的事之类的?　"那倒是没有。只有高一下学期有段时间学习成绩好,心里挺开心的,没有你说的这些这么严重。"

- 在家里经常和爸爸妈妈闹别扭吗？ "他们让我去上学,有时候我走到学校门口就很难受,觉得全身都不舒服,不想去,他们还催我,我就不高兴了。"
- 身体不舒服具体是哪里不舒服呢？ "会头晕、胸闷、腰疼,反正全身都不舒服,我不想去上学,唉。"
- 学习压力很大吗？ "是的呀,高中负担还是挺重的。"
- 身体不舒服有去医院看过吗？ "去过好多医院,做过不少检查,都说结果没什么问题,后来去市精神卫生中心说是心理的问题,不是器官的问题。"

5. 意志行为

(1) 意志与意向:意志要求减退,兴趣下降、精力减退。

(2) 行为与动作:未见明显怪异行为与动作,平日睡眠差,服药后夜间睡眠尚可。

- 为什么来这里？ "因为不舒服,也不想去学校。"
- 你有什么打算吗？ "去年休学了一年,今年继续去读高三,现在又请假,也不是个事儿,还是希望能调整过来吧。希望春考考得好点,我就不继续受罪了,直接用春考的成绩升学最好了。"
- 想过报什么大学、什么专业,以后做什么工作吗？ "最好就是华东政法大学吧,到时候看了,量力而行好了。"
- 来我们这里想大概达到一个什么样的效果呢？ "就先把作息时间调整好吧。因为我以前一直睡不好,高一强制住校的时候凌晨三四点就要起床,后来高二住家里了,也不想上学了,总是睡不着又容易醒。后来吃了药,现在睡觉才好点。所以希望能在这里调整好作息,可以帮我回学校后更容易适应。"
- 平时有啥兴趣爱好？ "小时候会弹钢琴,考过了十级,不过上了高中也没时间,现在都不弹了。"
- 现在在家的时候包括去年休学的时候都做些什么呢？ "在家里什么都做一点吧,也会上网看些东西,在家之后反而有了大把的时间。"
- 做这些的时候开心吗？ "比上学开心一点吧。没什么大的区别,也容易累。"

6. 智能

(1) 记忆:即时、近事、远事记忆无异常。

- 我报个数你复述一下:15084753。 "15084753。"

- 你今天早上吃的是什么啊？ "就是在家随便吃的。"
- 现在晚上几点睡？ "11点多。"

（2）计算：正常。

- 50元用掉27元还剩几元？ "23元。"
- 1/2+1/2等于多少？ "1。"
- 100−7−7−7……等于多少？ "93、86、79……"（对）

（3）常识：正常。

- 国庆节是哪天？ "10月1日。"
- 元旦是哪天？ "1月1日。"
- 举例子说出三个会放假的节日。 "五一,中秋,国庆。"

（4）判断：正常。

- 1公斤铁、1公斤棉花哪个重？ "一样重。"
- 长方形的四个角斩去一个角还剩几个角？ "五个。"
- 树上有10只鸟,开枪打死1只还剩几只？ "没有了,剩下飞掉了。"

（5）理解力：正常。

- 坐井观天是什么意思？ "坐在井里看天,看到的范围小。"
- 芝麻开花节节高是什么意思？ "越来越好。"
- 竹篮打水的后半句是什么？ "一场空。"

（6）自知力：部分。

- 你有什么毛病？ "就是身体不舒服。"
- 这次为什么要住院啊？ "我有抑郁症,也来调整作息。"
- 你需要治疗吗？ "我觉得需要。"

（四）诊断

意识清,定向全,仪态整,注意力集中,接触交谈较合作,思维连贯,否认幻觉妄想,情绪低落,精力减退,兴趣降低,存在消极意念、躯体化症状,自觉头晕、胸闷、腰疼、全身不适等,曾为此反复就医,检查结果均无异常,意志要求减退,智能无特殊,自知力部分。根据ICD-10诊断标准,结合病史、体检及精神检查,诊断：中度抑郁发作,伴躯体症状。

1. 根据 ICD - 10 诊断标准

诊断要点：

（1）临床特征：情绪低落，精力减退，兴趣降低，存在消极意念、睡眠障碍、躯体症状，曾因全身不适感反复就医，结果均无异常，意志要求减退，智能无特殊，自知力部分。

（2）病程标准：总病程 2 年。

（3）分型标准：既往未出现明显的情绪高涨及符合诊断标准的躁狂及轻躁狂发作，始终以抑郁情绪、心境低落、兴趣及精力减退为主要症状，伴有明显的躯体症状，既往多次因躯体不适感就医，严重扰乱日常生活学习，不伴精神病性症状。

2. 严重度及风险评估

自知力无，社会功能严重受损：

（1）冲动风险评估分：0 分，提示中度风险。

（2）自杀风险评估分：9 分，提示中度风险。

（3）出走风险评估分：0 分，提示中度风险。

（4）健康风险评估分：1 分，提示存在风险。

（五）鉴别诊断：双相情感障碍，目前不伴有精神症状的抑郁发作

患者目前心境低落，精力减退，兴趣下降，故需要与该病鉴别。该病的特点是反复出现心境和活动水平明显紊乱的发作，有时表现为心境低落、精力减退和活动减少，有消极自杀自伤言行，有时表现为心境高涨、精力和活动增加，发作间期通常以完全缓解为特征。而患者主要以反复出现的情绪低落、不开心、兴趣下降及消极意念为主，既往病史及本次精神检查中未引出情绪高涨、兴奋活动增多等躁狂发作的表现。故暂不考虑该诊断。

（六）治疗方案

患者既往使用艾司西酞普兰合并喹硫平治疗，睡眠情况有改善，艾司西酞普兰在控制抑郁情绪方面疗效好，副作用相对较小，喹硫平作为新型抗精神病药物，有一定的稳定心境的作用，故本次予草酸艾司西酞普兰、喹硫平治疗，根据病情变化调整药物剂量。

三、重度抑郁发作,伴有精神病性症状

患者:佳佳,女,14 岁,学生,由外婆陪同就诊。

代主诉:反复出现不开心、自伤 1 年,加重 8 天。

现病史:2021 年 6 月起因遭受同学霸凌逐渐感觉不开心,其妈妈当时未予重视,之后经常跟妈妈吵架,在学校与同学打架,学习无法集中注意力,感觉不开心时就用美工刀划伤自己,划完之后心情感觉好一些,最多时每天划四次,经常对家人说自己想死,耳边听见外婆和妈妈争吵的声音、小孩子打闹的声音,曾在市精神卫生中心门诊治疗,诊断为"重度抑郁症",予舍曲林 100 mg/日药物治疗,规律服药后,患者情绪有所好转。但只要觉得妈妈不关心自己时就通过划伤自己来威胁妈妈,之后只要感觉不开心就控制不住划伤自己。2021 年 8 月 22 日在市精神卫生中心门诊就诊,仍诊断为"重度抑郁症",加予拉莫三秦 50 mg/日药物治疗。2021 年 8 月 23 日患者因打不通妈妈电话而感觉非常不开心并哭闹,后无法集中注意力学习,一整天都抱着手机玩。控制不住自己的情绪,感觉很担心、害怕,觉得压抑,没有办法控制划伤自己的行为,说自己非常担心妈妈,害怕妈妈出事情,自己想死,要是妈妈不回来自己马上去死,说自己耳边有声音,患者家属要求住院治疗。自发病以来,患者有自伤、伤人行为,存在消极意念,无外跑现象,无冲动、自杀等行为。近来进食好,夜间睡眠好,大小便无异常。患者身高 170 cm,体重 79 kg,体重无明显变化。

既往史:患者否认有心、肝、肾等重大器质性疾病史,否认有其他急慢性传染病史,否认有脑外伤、感染、高热、惊厥、抽搐、昏迷、中毒、癫痫、骨折、手术等病史,否认有输血史,有海鲜过敏史,否认有药物过敏史。

个人史:第一胎第一产,母孕期正常,足月顺产。1 岁时父母离婚,自幼由外婆照料生活,幼时生长发育正常。适龄入学,现读初一,学习成绩优秀,2022 年 3 月起休学。否认有放射性物质、粉尘、化学物质、工业毒物接触史。未婚未育。否认有不洁性交史,否认有不良嗜好史。月经规律,无痛经,量中等。病前性格内向。

家族史:否认两系三代有精神异常史。

（一）体格检查

体温：37.0℃；脉搏：107 次/分；呼吸：18 次/分；血压：116/87 mmHg。

（二）辅助检查

本院心电图检查结果提示窦性心动过速，心率 106 次/分；电解质、血常规及 CRP 均正常。

（三）精神检查

1. 一般情况

（1）意识：清晰。

- 叫什么名字？ "佳佳。"
- 妈妈送你来的吗？ "是外婆。"
- 你认识我吗？ "不认识。"

（2）定向：对时间、地点、人物能准确定向。

- 现在是什么时间？ "晚上了。"（对）
- 这里是什么地方？ "医院。"（对）
- 我是做什么的？ "医生。"（对）

（3）仪态：仪态整，貌龄相符。

（4）接触：接触欠合作。

（5）注意：主动注意力不集中，难以将注意力转向回答内容；被动注意无注意涣散及随境转移。

2. 感知

（1）错觉：未引出。

- 这是什么？ "手机。"（对）
- 什么颜色？ "黑的。"（对）
- 我手里拿的是什么？ "笔。"（对）

（2）幻觉：可引出幻听。

- 耳边会感到有什么声音吗？ "有的啊。"
- 什么声音啊？ "有外婆和妈妈吵架的声音。"

- 还有其他声音吗？　"有那种小孩子打闹的声音。"
- 有人命令你吗？　"没有的。"
- 那有议论你的声音吗？　"没有。"
- 这个声音你能控制吗？　"不行。"
- 对你有影响吗？　"有点,听到这个声音,我很紧张。"
- 有看到什么奇怪的东西吗？　"没有。"
- 身上会有虫爬的感觉吗？　"没有。"
- 有闻到什么怪气味吗？　"没有。"
- 吃的东西有什么特别的味道吗？　"没有。"

（3）感知综合障碍：未引出时间、空间及形体等感知综合障碍。

- 有感觉时间忽快忽慢吗？　"没有。"
- 有感觉房间忽大忽小吗？　"没有。"
- 有感觉自己的手忽长忽短吗？　"没有。"

3. 思维

（1）思维联想障碍：对答切题,思维连贯。

- 你跟家人关系怎么样？　"很好的啊,我妈妈对我很好,她就是希望我快乐成长。"
- 那妈妈对你的学业有要求吗？　"没有什么严格的要求,就是希望我能好好的,我和妈妈像朋友一样相处的。"
- 在学校老师和同学对你怎么样？　"对我还可以啊,还有一些不行的,就是会欺负我这样的。"(哭泣)

（2）思维逻辑障碍：未引出逻辑倒错等。

- 红旗代表什么？　"不代表什么。"
- 红旗是什么颜色？　"红颜色。"
- 五星红旗代表是什么？　"国旗。"

（3）思维内容障碍：自责,存消极观念,未引出妄想。

- 你有过自杀的想法吗？　"我想我妈妈了,你们放我出去。"(喊叫)
- 妈妈会来接你的,你有时候会不会责怪自己？　"我要妈妈。"(喊叫)
- 你划伤自己的时候是什么样的想法啊？　"呜呜呜。"(哭泣)
- 会不会有时候觉得活着没有意思？　"有时候有的,觉得没意思,死了算了。"

- 那你行动过吗？ "没有。"
- 你妈妈看你划伤自己会心疼吗？ "我要我妈妈！"（喊叫）
- 有时候会责怪自己吗？ "有时候会的。"
- 自己的想法不说出来别人会知道吗？ "不会知道的。"
- 感觉自己有很大的本事吗？ "没啥本事的。"
- 有仪器控制你吗？ "啥仪器会控制人啊？"
- 有人监视你吗？ "没有，不要问了！"（哭泣）

4. 情感

（1）性质改变：情绪低落。

（2）波动性改变：未见明显情感波动性改变。

（3）协调性改变：未见情感协调性改变。

- 最近心情怎么样？ "心情不好。"
- 心情怎么不好啦？ "就是感觉不开心。"
- 妈妈这几天不在你担心吗？ "我特别担心，我想妈妈。"（哭泣）

5. 意志行为

（1）意志与意向：意志要求减退，兴趣下降，精力减退。

（2）行为与动作：有自伤、伤人行为。

- 学习注意力能集中吗？ "比较难。"
- 你有什么兴趣爱好吗？ "有的，我喜欢钢琴，但是最近都不想弹。"
- 为什么啊？ "就是提不起兴趣。"
- 现在学习能跟上吗？ "我最近不想学习，感觉学习很累。"
- 你在学校跟同学相处好吗？ "我跟他们打架了。"
- 为什么打架？ "是他们先来打我的，我力气大啊，就打回去了。"
- 你最近觉得有压力吗？ "有时候有的。"
- 那你压力大的时候做什么事啊？ "有时候会划伤自己。"
- 多久划一次啊？ "最多一天划四次。"
- 最近一次划伤自己是什么时候啊？ "就是来的前一天晚上。"
- 为什么啊？ "我很担心妈妈，我特别难受，控制不住自己。"（哭泣）
- 平时划伤自己是为什么啊？ "一开始我觉得划了之后会舒服一点，后来划了妈妈就对我很关心，再后面就有点控制不住自己了，难受的时候就划自己。"

- 你划自己的时候是什么感觉？ "疼,但是划了之后就好一点。"
- 有什么要求吗？ "我想妈妈了。"(哭泣)
- 妈妈不在你会做什么？ "不知道。"
- 可以想一想。 "我不知道!"(发脾气)

6. 智能

(1) 记忆:即时、近事、远事记忆无异常。

- 报个数你重复一下:652415。 "652415。"
- 你今天早上吃的是什么啊？ "吃的面。"(对)
- 你最早去看医生是什么时候？ "去年6月份。"(对)

(2) 计算:正常。

- 50元用掉27元还剩几元？ "还有23元。"
- 1/2＋1/2等于多少？ "1。"
- 100－7－7－7……等于多少？ "93、86、79……"(对)
- 最后余数是多少？ "还有2。"(思考片刻,对)

(3) 常识:正常。

- 国庆节是哪天？ "10月1日。"
- 劳动节是哪天？ "5月1日。"
- 元旦是哪天？ "1月1日。"

(4) 判断:正常。

- 1公斤铁、1公斤棉花哪个重？ "一样重。"
- 长方形的四个角斩去一个角还剩几个角？ "三个,不对,五个。"
- 树上有10只鸟,开枪打死1只还剩几只？ "没有了,剩下的飞掉了。"

(5) 理解力:正常。

- 坐井观天是什么意思？ "坐在井里看天,看到范围小。"
- 此地无银三百两是什么意思？ "想隐瞒实情,结果反而暴露。"
- 芝麻开花节节高是什么意思？ "越来越好。"
- 竹篮打水的后半句是什么？ "一场空。"

(6) 自知力:无。

- 有什么需要解决的问题吗？ "你才有问题。"(哭泣)

- 为啥送你来看病？　"我怎么知道！"（喊叫）
- 你对住院怎么看？　"我外婆送我来的！"（喊叫）

（四）诊断

意识清，定向全，仪态整，注意力不集中，接触交谈欠合作，交谈过程中会大声喊叫、吵闹，对答切题，思维连贯，可引出幻听，未引出妄想，情绪低落，兴趣下降，精力减退，自责，存在消极观念，有自伤、伤人行为，意志要求减退，智能未见异常，自知力无。根据 ICD-10 诊断要点，结合病史、体检及精神检查，诊断：重度抑郁发作，伴有精神病性症状。

1. 根据 ICD-10 诊断标准

诊断要点：

（1）临床特征：注意力不集中，可引出幻听，情绪低落，兴趣下降，精力减退，自责，存在消极观念，有自伤、伤人行为，意志要求减退。

（2）病程标准：总病程 1 年。

（3）分型标准：目前发作符合重度抑郁发作，伴有精神病性症状（三条典型症状：心境低落、兴趣下降、精力减退；四条其他症状：注意力不集中，自责、消极观念、自伤。可引出幻听）。

2. 严重度及风险评估

自知力无，社会功能受损：

（1）攻击风险评估分：7 分，提示高风险。

（2）自杀风险评估分：9 分，提示高风险。

（3）出走风险评估分：4 分，提示中度风险。

（4）健康风险评估分：1 分，提示存在风险。

（五）鉴别诊断：精神分裂症

患者目前存在幻听，故与该病鉴别，该病是一组病因未明的思维、情感、行为等多方面障碍及精神活动不协调，多起病于青壮年，一般伴有一定的社会功能受损甚至丧失，主要以幻觉妄想及行为怪异等阳性及懒散阴性症状为主，有时在幻觉妄想的基础上出现消极自伤自杀言行。而该患者主要以情绪低落、兴趣下降、精力减退为主，其幻听继发于心境低落，一般在情绪改善后，相关症状均有改善，故暂不考虑精神分裂症。

（六）治疗方案

患者目前为 14 岁儿童，存在明显的抑郁情绪，动力不足，容易冲动，舍曲林在改善抑郁情绪方面疗效好，喹硫平有一定的稳定情绪作用，故本次予舍曲林联合喹硫平治疗，根据病情变化调整药物剂量。

四、重度抑郁发作

患者：小贝，女，15 岁，学生，由母亲陪同就诊。

代主诉：反复开心不起来、乏力半年，加重半个月。

现病史：2020 年 9 月患者因母亲生病及父亲经常出去赌博不理自己，感觉父亲在家什么都不干、宁愿玩游戏也不理自己，而母亲总是包庇父亲，觉得母亲不幸福，拖着不与父亲离婚也是因为自己而逐渐出现自责、不开心、不愿意去上学等情况，有时白天在家不吃不喝，不愿意出门，称没有力气，就想在家睡觉，有时会玩手机，做事情没有兴趣，成绩明显下降，无法集中精力学习，作业经常完成不了，有自杀的念头，但未实施。当时家属未予重视。2021 年 1 月初，患者总是做噩梦，梦见身边出现不好的东西，还有很多血，很害怕，要母亲带自己来医院看病。当时来上海康平医院门诊就诊，诊断为抑郁发作，予舍曲林 50 mg/日治疗，服药一周后，患者自觉病情未明显好转，故自行停药。服药时未见明显药物不良反应。病情时好时坏，半个月前面临开学的患者病情加重，觉得不开心、活着没有意思，又想不到用什么办法来结束自己的生命，当时至市精神卫生中心门诊就诊，诊断为抑郁症，予舍曲林 50 mg/日药物治疗。服用舍曲林后出现头晕、头痛等不适，故自行停药。停药后患者自觉开心不起来，不想去上学，一周就去上一天学，母亲觉得自己无法管教患者，便把其父亲叫回家，当时患者情绪激动，将自己的双臂抓伤，并拿着刀称要割腕，以此威胁要赶走父亲。患者称听到父亲的脚步声就不想活了，就想要杀了自己，做事情没有兴趣，有时会无故哭泣，进食欠佳，进食量少，夜间睡眠欠佳，入睡困难，有时凌晨 2 点才入睡，易醒。家人为进一步对患者进行治疗，要求入住上海康平医院。自发病以来，患者无外跑现象，无冲动、打人行为，有消极意念，有自伤行为，否认有自杀行为。近来食欲差，夜间睡眠差,睡眠浅,大小便无异常,体重无明显变化。

既往史:患者否认有心、肝、肾等重大器质性疾病史,否认有急慢性传染病史,否认有脑外伤、感染、高热、惊厥、抽搐、昏迷、中毒、癫痫、骨折、手术等病史,否认有输血史,否认有食物及药物过敏史,预防接种史按序进行。

个人史:第一胎第一产,足月顺产,母孕期及幼时生长发育情况一般。适龄入学,现读初三。否认有放射性物质、粉尘、化学物质、工业毒物接触史。否认有恋爱史,半年前父母关系不和,近半年父母一直分居,分居后患者跟母亲居住。否认有不洁性交史,否认有烟酒等不良嗜好史。平时月经规律,无痛经,量多。病前性格内向,少言,不合群。

家族史:表叔有精神分裂症,具体不详。

(一) 体格检查

体温:36.9℃;脉搏:100 次/分;呼吸:18 次/分;血压:90/60 mmHg。

(二) 辅助检查

暂缺。

(三) 精神检查

1. 一般情况

(1) 意识:清晰。

- 你叫什么名字? "小贝。"
- 今年几岁了? "15 岁。"
- 你认识我吗? "不认识。"

(2) 定向:对时间、地点、人物能准确定向。

- 现在是什么时间? "下午。"(对)
- 这里是什么地方? "医院。"(对)
- 我是做什么的? "医生。"(对)

(3) 仪态:仪态欠整,头发油腻,貌龄相符。

(4) 接触:接触合作。

(5) 注意:主动注意力不集中,需要反复询问才能将注意力转向回答内容;

被动注意无注意涣散及随境转移。

2. 感知

(1) 错觉：未引出。

- 这是什么？　"手机。"(对)
- 什么颜色？　"黑色。"(对)
- 我手里拿的是什么？　"笔。"(对)

(2) 幻觉：未引出幻觉。

- 一个人的时候耳朵里会听到有人说话的声音吗？　"这个没有的。"
- 有看到什么奇怪的东西吗？　"没有。"
- 身上会有虫爬的感觉吗？　"没有。"
- 是什么人送你来的？　"我妈妈。"
- 有闻到什么怪味道吗？　"没有。"

(3) 感知综合障碍：未引出时间、空间及形体等感知综合障碍。

- 有感觉时间忽快忽慢吗？　"没有。"
- 有感觉房间忽大忽小吗？　"没有。"
- 有感觉自己的手忽长忽短吗？　"没有。"

3. 思维

(1) 思维联想障碍：对答切题,思维连贯。

- 你以前有住过院吗？　"没有,就是去医院看过病。"
- 什么时候去看的？　"就是今年1月份的时候看的,就是在你们医院看的,医生说我是重度抑郁症,给我开了一点药吃。"
- 吃了药之后自己心情有没有好一点？　"我就是吃了一周,但是我觉得心情也没有多大的改变呀,还是会不开心,还是会做噩梦。"
- 觉得自己的脑子没有以前反应快了吗？　"有一点。"

(2) 思维逻辑障碍：未引出逻辑倒错等。

- 红旗代表什么？　"不代表什么。"
- 五星红旗代表是什么？　"国旗。"
- 百分号有什么特殊的含义吗？　"没有呀,就是一个数学符号而已。"

(3) 思维内容障碍：自责,自我评价低,未引出妄想。

- 觉得有没有人故意针对你？　"没有。"

- 有人监视你吗？ "没有。"
- 有仪器控制你吗？ "没有。"
- 自己的想法不说出来别人会知道吗？ "我自己的想法不说出来别人怎么会知道呢？"
- 以前有过感觉自己特别能干吗？ "没有的。"
- 感觉自己什么都做不好，不如别人吗？ "嗯，有的。"
- 感觉自己拖累家人吗？ "我觉得拖累了我妈。"
- 有感觉自己对不起家人，是家里的罪人吗？ "没这么严重吧。"
- 自己有很大的本事吗？ "我觉得我没有什么本事，做任何事情都没有兴趣。"
- 感觉自己什么都做不好吗？ "不想做事，就想睡觉。"

4. 情感

(1) 性质改变：情绪低落，存在消极观念。

(2) 波动性改变：未见明显情感波动性改变。

(3) 协调性改变：未见明显情感协调性改变。

- 最近心情很不好？ "是的，开心不起来，感觉什么都没有意义，没有活力，没有希望。"
- 有过开心的时候吗？ "最近一段时间都没有。之前也不算开心，就是没有现在这么难过。"（流泪）
- 难过到什么程度？ "难受到不想活在这个世界上了，觉得没有什么意思了。"
- 有想过用什么方式吗？ "没有。"
- 你说你主要是不开心不想动，是从什么时候开始的？ "具体多久了我呀记不清楚了，大概是去年9月份的时候吧。"
- 是什么原因让你不开心的？ "我妈妈身体不好，我爸爸比较懒，没有工作，后来爸爸妈妈分居。妈妈带着我去外婆家住了一段时间，然后我跟妈妈回家，爸爸就去爷爷奶奶家住。我想妈妈离婚，但是爸爸妈妈的婚房没有妈妈的名字，因为弄这个房产证上加名字而闹得不开心，我就觉得爸爸他们都不爱我们的。"
- 那你觉得这些有必要做吗？ "但是我觉得这样做对我妈妈不公平，他们结婚那么久,现在什么都没有的呀,爸爸他们不能这样对妈妈的呀。"

- 那你爸爸怎么样? "我爸爸说会给我妈妈百分之五十的房产的呀。"
- 那你在家的时候会管你爸爸妈妈吗? "有时候会的,会说他们的呀,但是他们都不听我的呀。"

5. 意志行为

(1) 意志与意向:意志要求减退。兴趣下降,精力减退。

(2) 行为与动作:语速慢,语音低,哭泣,未见明显怪异行为与动作。

- 他们为什么送你来这里? "我不想上学,觉得自己特别的难受,就是那种意识里难受。"(哭泣,一直流泪)
- 主要有什么表现呢? "就是不开心,有时候特别的想哭,就是想睡觉,但是又睡不着,就想一直躺在床上的那种感觉,一点都不想动。"
- 以前有什么兴趣爱好吗? "打游戏,篆刻。"
- 现在还感兴趣吗? "现在懒得玩了,一点都提不起兴趣,我就想躺在床上,以前还能勉强自己做一点事情,现在什么都不想做。"
- 你有什么要求吗? "我就想出院,回去上学考高中。"
- 你对自己有信心吗? "一点都没有。"
- 最近吃饭怎么样? "没有什么胃口。"
- 对喜欢吃的东西也没有胃口吗? "嗯,不太想吃。"
- 睡觉睡得好吗? "就只想躺在床上,但是睡不着,全身没有力气的那种。"
- 最近学习怎么样? "就是最近上课都没有什么精力,没有精力去做事情,有时候上课都会走神的。"
- 学习成绩呢? "成绩下滑得也挺厉害的。"
- 平时作业能按时完成吗? "平时作业特别多,有时候本来是能写完的,但是因为中途我玩了一会儿手机就没能完成,然后我就会不停地说自己,很自责,为什么要玩手机什么的。"

6. 智能

(1) 记忆:即时、近事、远事记忆无异常。

- 报个数你记重复一下:652415。 "652415。"
- 你今天早上吃的是什么啊? "什么都没吃,没有胃口。"
- 是从什么时候开始心情不好的? "去年9月份。"

（2）计算：正常。

- 平时是自己买东西吗？ "不是，跟我妈妈一起。"
- 一条裙子150元，3条多少钱？ "450元呀。"
- 打6折是多少钱？ "270元。"
- 给300元要找你多少？ "30元。"

（3）常识：正常。

- 国庆节是哪天？ "10月1日。"
- 元旦是哪天？ "1月1日。"
- 情人节是哪天？ "2月14日。"

（4）判断：正常。

- 1公斤铁、1公斤棉花哪个重？ "一样重。"
- 长方形的四个角斩去一个角还剩几个角？ "五个。"
- 树上有10只鸟，开枪打死1只还剩几只？ "没有了，飞掉了。"

（5）理解力：正常。

- 坐井观天是什么意思？ "坐在井里看天，看到的范围小。"
- 芝麻开花节节高是什么意思？ "越来越好。"
- 竹篮打水的后半句是什么？ "一场空。"

（6）自知力：部分。

- 你觉得你有什么毛病吗？ "我有抑郁症，不开心。"
- 你觉得你需要治疗吗？ "我现在好很多了呀，我在家里就可以了呀。"
- 那你为什么要来住院呀？ "我也不知道呀，今天说来看一下病房的环境的，没想到来看了就直接让我进来住院不让出去了呀。"

（四）诊断

意识清，定向全，仪态欠整，注意力不集中，接触交谈合作，思维连贯，未引出幻觉、妄想，语音低，语速慢，哭泣，情绪低落，兴趣下降、精力减退，自责，无望感，存在消极观念，自我评价低，食欲下降，睡眠障碍，智能无异常，自知力部分。根据ICD-10诊断要点，结合病史、体检及精神检查，诊断：重度抑郁发作，不伴有精神病性症状。

1. 根据 ICD-10 诊断标准

诊断要点：

（1）临床特征：情绪低落，兴趣下降、精力减退，自责，存在消极观念，自我评价低，睡眠障碍，食欲下降。

（2）病程标准：总病程半年。

（3）分型标准：目前发作符合重度抑郁发作，不伴有精神病性症状（三条典型症状：心境低落、兴趣下降、精力减退；四条其他症状：自我评价低、消极观念、睡眠障碍、食欲下降。未引出幻觉妄想等精神病性症状）

2. 严重度及风险评估

自知力部分，社会功能受损：

（1）攻击风险评估分：1分，提示一般风险。

（2）自杀风险评估分：8分，提示中度风险。

（3）出走风险评估分：3分，提示中度风险。

（4）健康风险评估分：0分，提示不存在风险。

（五）鉴别诊断：精神分裂症

患者有比较明显的少语少动、消极观念，故与该病鉴别。该病是一组病因未明的思维、情感、行为等多方面障碍及精神活动不协调，多起病于青壮年，一般伴有一定的社会功能受损甚至丧失，主要以幻觉妄想等精神病性症状为主，有时也表现活动减少、话少、生活懒散等阴性症状，有时在幻觉妄想的基础上出现消极自伤自杀言行。而该患者主要以情绪低落、兴趣下降、精力减退为主，其少语少动、消极观念均继发于心境低落，在情绪改善后，相关症状一般有改善，故暂不考虑精神分裂症。

（六）治疗方案

患者目前存在明显的抑郁情绪，进食、夜间睡眠均欠佳，既往服用舍曲林，未达到足量足疗程治疗，舍曲林在稳定情绪方面疗效好，喹硫平在改善睡眠稳定情绪方面有一定的疗效。故目前予以舍曲林联合喹硫平治疗，根据病情变化调整药物剂量。

第二章　焦虑障碍

第一节 概 述

一、基本概念

（一）焦虑（anxiety）

焦虑是一种内心紧张不安、预感到似乎将要发生某种不利情况而又难于应付的不愉快情绪体验。它会充分地调动身体各脏器的机能，适度提高大脑的反应速度和警觉性，在应激面前适度的焦虑具有积极的意义，但焦虑并不意味着都是有临床意义的病理情绪。

（二）病理性焦虑（pathological anxiety）

病理性焦虑是一种持续的无具体原因的紧张不安，或无现实依据的灾难感、威胁感或大祸临头感，伴有明显的自主神经功能紊乱及运动性不安，常常伴随主观痛苦感或社会功能受损。其特点包括：

（1）焦虑的强度并无现实的基础或与现实的威胁明显不相称；

（2）焦虑导致个体精神痛苦、社会生活和学习能力下降；

（3）焦虑是相对持久的，并不随客观问题的解决而消失，常常与人格特征有关；

（4）表现为以自主神经系统症状为特征的紧张的情绪状态，包括胸部不适、心悸、气短等；

（5）预感到灾难或不幸的痛苦体验；

（6）对预感到的威胁异常地痛苦和害怕，并感到缺乏应对的能力。

（三）焦虑障碍（anxiety disorder）

焦虑障碍是以焦虑综合征为主要临床表现的一组精神障碍。焦虑综合征表现为精神症状和躯体症状。精神症状表现为一种提心吊胆、恐惧和忧虑的内心体验伴有紧张不安；躯体症状表现为在精神症状基础上伴发自主神经系统功能亢进症状，如心慌、胸闷、气短、口干、出汗、肌紧张性震颤、颤抖、颜面潮红或苍白等。遗传因素、个性特征及心理社会因素在焦虑障碍的发病中有重要作用。

美国的《精神障碍诊断与统计手册（第5版）》(DSM-5)中将焦虑障碍、强迫障碍、应激障碍划分为三大类，增强了临床诊断效度及实用性，其中焦虑障碍包括分离焦虑障碍、选择性缄默症、特定恐惧症、社交焦虑障碍（社交恐惧症）、惊恐障碍、广场恐惧症、广泛性焦虑障碍、物质/药物所致的焦虑障碍、由于其他躯体疾病所致的焦虑障碍、其他特定的焦虑障碍、未特定的焦虑障碍等类型。

焦虑障碍在DSM-5分类变化受到关注的是，DSM-5中的焦虑障碍不再包括强迫障碍（被纳入强迫及相关障碍）、创伤后应激障碍及急性应激障碍（被纳入创伤及应激相关障碍），其临床意义在于更关注疾病的诊断效度与临床应用。

对焦虑障碍与强迫障碍的研究发现，两者虽然关系密切，但也存在多方面的不同：一是焦虑障碍的临床表现是害怕、担心、紧张，强迫障碍的临床表现是重复的想法和行为。二是焦虑障碍的发病一般很晚，成年后发病较为多见，而强迫障碍一般是早年即有显现。三是神经影像的研究结果提示，与广泛性焦虑联系最紧密的脑区是边缘系统，惊恐发作与脑干特别是蓝斑密切相关，但是重复想法和行为的生理基础在于基底神经节的功能失调，控制和奖励系统的调节涉及皮质纹状体。四是在认知功能方面，强迫障碍在注意偏向、认知灵活性和反应抑制等方面与焦虑障碍也存在显著差异。五是药物治疗方面，苯二氮䓬类药物对焦虑障碍有效，而对强迫障碍无效；焦虑障碍的首选行为治疗是放松训练，而强迫障碍的首选行为治疗是"暴露反应预防"等等。

二、症状特征

焦虑障碍是临床中最常见的精神障碍之一，起病常与心理社会因素有关，病前多有一定的易感素质和人格基础等，症状主要表现为以下方面。

1. 生理方面

（1）增高的中枢神经系统警觉水平，可伴有睡眠障碍。

（2）敏感的机体交感神经系统的反应，心悸、出汗、口干、肌肉紧张、震颤等。

（3）可有内脏器官功能失调及多系统的躯体症状。

（4）没有可以证实的器质性疾病。

2. 心理方面

（1）对危险的过度评价和防御反应。

（2）持续的精神紧张、不安、痛苦的情绪。

（3）注意力不集中，思维效率下降。

3. 行为方面

（1）无目的的行为、动作增多，行为效能下降，运动性不安。

（2）难以采取现实目标指向的行为。

（3）缓解焦虑的行为，如回避、退缩、寻求刺激、物质依赖。

（4）对疾病有一定的自知力，疾病痛苦感明显，有求治要求。

（5）社会功能相对完好，行为一般保持在社会规范允许的范围内。

（6）病程大多持续迁延。

三、流行病学

2019 年发布的中国精神卫生调查(CMHS)结果显示，焦虑障碍是我国最常见的精神障碍，年患病率为 5.0％，终生患病率为 7.6％。焦虑障碍可发生于各个年龄，通常起病于儿童期或少年期，到成年期就诊。焦虑障碍有性别差异，女性患者是男性的 2 倍。随着人口老龄化，老年人的焦虑症状越来越常见，并常与抑郁症状共存。研究发现，焦虑障碍的共病率很高，可以同时共病一种或多种精神障碍。

四、病因学

（一）个性因素与精神应激

焦虑障碍通常被认为是一类与社会心理应激因素有关的精神障碍。个体遭受的应激事件与个性特征，常与焦虑障碍发病有关。

一般而言，引起焦虑障碍的应激事件有以下几个特点：

一是应激事件的强度通常不十分强烈，往往是多个事件反复发生，持续时间很长,虽然灾难性的强烈应激事件也可引起焦虑障碍,但更多的是那些使人牵肠挂肚的日常琐事。

二是应激事件往往对患者具有某种独特的意义。这些事件在健康人看来也许微不足道,但对于某些焦虑障碍的患者来说可能是特别敏感的。即重要的不是事件本身的正负性、强弱,而是是否造成个体的内心冲突。

三是患者对应激事件引起的心理困境或冲突往往有一定的认识,也知道应该怎样去适应以消除这些事件对心理的影响,但往往不能将理念化解为行动,将自己从困境和矛盾的冲突中解脱出来,以致应激持续存在,最终超过个体的应对能力或社会支持能提供的保护水平而导致发病。

四是患者的精神应激事件不但来源于外界,更多的源于患者内在的心理欲求。因为焦虑障碍患者往往是理性的、道德的、传统的,常常忽略和压抑自己的需求以适应环境,但又对他人和自己的作为不满,总是生活在遗憾和内心冲突之中。

(二) 神经解剖学因素

近年来的一些神经影像和动物模型的研究显示,部分脑区的结构或功能异常可能与焦虑障碍有关。如很多研究发现前额皮质-杏仁核-丘脑的功能与结构异常可能是焦虑障碍的脑病理机制之一;眶额皮质和尾状核代谢活动增强可能反映了强迫性思维或慢性焦虑的生理反应。但目前神经影像学的研究结果还有待进一步论证,而且脑区功能或结构的异常与临床症状的因果关系也有待确认。

(三) 神经生物学因素

在焦虑障碍的生物学病因中,神经生物化学领域一直是研究热点,包括 γ-氨基丁酸(GABA)、儿茶酚胺(CA)、多巴胺(DA)、5-羟色胺(5-HT)、神经营养因子等多个系统。既往研究发现焦虑障碍患者的脑脊液、血液和尿液中肾上腺素(NE)代谢产物增加,减少蓝斑发放并降低去甲肾上腺素能活动的药物(如可乐定、苯二氮䓬类药物),有减轻焦虑的作用;而能促使蓝斑发放并增加去甲肾上腺素的药物(如育亨宾)可以激发焦虑。目前应用增加突触间隙 NE 和 5-HT 浓度的 SNRIs 类药物,临床发现也可以治疗焦虑。因此各种神经递质出现失平衡状态可能是焦虑障碍的重要原因。

（四）心理学理论基础

精神分析的人格理论把人格分为本我、自我、超我三个部分。最通俗的解释是，本我为心理活动提供必要的精神动力；超我则对个体的行为进行监控，使之不违反社会规范；自我则在超我与本我之间协调，使个体本我的冲动能在符合超我的规范下尽可能得到实现与满足。当本我的冲动与超我发生冲突时，自我如果不能运用理性机制来调节它们的冲突以缓解冲突引起的焦虑，就不得不采用一些心理防御机制来应对，如压抑、投射、反向形成、固着等。由于本我要寻求表现的本能冲动处于潜意识领域，自我就难以意识到其冲突的真正对象，因此就体验到莫名的恐惧、焦虑。

认知心理学强调情绪与行为的发生一定要通过认知的中介作用，而不是通过环境刺激直接产生。正常的认知方式产生正常的情绪反应，异常的认知则产生异常的情绪反应（如抑郁症、焦虑症）。认知心理学认为，由于焦虑障碍患者有特殊的个体易感素质，因此常常做出不现实的估计与认知，以致出现不合理、不恰当的反应，这种反应超过一定限度与频度，便出现焦虑。

人本主义心理学认为每个人与生俱来地拥有自我实现和自我完善的能力，只是由于环境因素有形无形、有意无意地干扰与阻碍，才会使得这些潜力得不到合理的发挥，使个人的性格形成与认识格局出现歪曲和畸变。如当个人的自我观念与外界价值观念发生势不两立的冲突时，便会引起内心的焦虑。

五、焦虑障碍的临床评估

（一）病史采集

主要询问对象是患者本人，知情者提供的信息有助于判断主观和客观因素、主观感受的严重程度和观察到的严重程度。焦虑的内容、症状特点和发生背景是病史采集的重点。询问的内容包括发病年龄；相关的躯体、心理和社会因素（注意患者童年的创伤经历）；发作的临床现象学特征（起病急缓、最早和最突出的症状、精神和行为方面症状、自主神经系统症状、疼痛症状、睡眠和饮食变化等,以及症状对患者的影响,注意询问有无悲观绝望或自杀等抑郁症状);病程特征;既往病史和共病情况(首先排除躯体问题直接导致的焦虑症状);治疗情况;个人史及家族史。

(二)体格检查和辅助检查

根据患者的症状考虑需要排除的躯体疾病,进行相关检查。注意心电图、甲状腺功能和肾上腺功能检测,检查时机以发作时或发病期为佳,尤其注意神经系统的检查。

(三)精神检查

焦虑障碍的临床表现形式多种多样,其临床症状主要分为精神性焦虑和躯体性焦虑两大核心症状群。精神性焦虑指患者主观体验到的紧张、恐惧、忧虑,主要根据患者的表达来判断症状是否存在及其严重程度。常见的症状有烦躁不安、心神不宁、莫名的担心和害怕、回避,或有窒息感、濒死感、不现实感等。躯体性焦虑是以躯体症状或躯体语言为表现的焦虑,即焦虑的外在表现,如坐立不安、小动作增多、自主神经系统功能亢进的症状(心慌、呼吸急促、胸闷、颤抖、大汗)等。

(四)量表评估

量化工具的应用是重要的辅助手段,量化工具主要有诊断用和症状评估用两大类。症状量表分为自评和他评两类。目前临床常用的量表有:评估普遍焦虑水平的量表,如汉密尔顿焦虑量表(HAMA)、Zung 氏焦虑自评量表(SAS)、贝克焦虑量表(BAI)、状态-特质焦虑问卷(STAI)等;评估特定焦虑症状的量表,如Marks Sheehan 恐惧量表(MSPS)、Liebowitz 社交焦虑量表(LSAS)、社交回避及苦恼量表(SAD)、社交恐惧和焦虑问卷(SPAI)、惊恐相关症状量表(PASS)、惊恐障碍严重度量表(PDSS)等。

六、诊断和鉴别诊断

焦虑障碍以过度的紧张、恐惧、担忧、回避及自主神经系统功能紊乱等为主要特征,症状达到损害功能或引起患者明显苦恼的程度。在问诊中如果患者承认焦虑症状的存在,则进一步询问细节,包括焦虑开始的时间、相关生活事件或创伤经历、焦虑的性质以及对功能的影响。在确定焦虑症状的存在并且达到诊断标准的严重程度后,要根据焦虑的临床特征和病程,确定某类特定焦虑障碍的诊断。下列因素有助于更好地诊断:

（1）结合焦虑发作时或发病期的家庭、社会、文化、行为习惯等各方面背景因素,考虑其严重程度和(或)持续时间超出通常所理解或期待的范围。

（2）焦虑导致职业、社会和人际交往功能的损害甚至丧失。

（3）为了减轻焦虑而采取的回避行为影响了日常活动。

在诊断焦虑障碍时,首先要鉴别躯体疾病,其次要考虑其他精神疾病存在的可能性,特别要注意排除物质滥用、抑郁症和早期的精神病性障碍。另外,神经性厌食和神经性贪食、人格障碍、躯体化障碍、冲动控制障碍、疑病症、躯体变形障碍,也常有较高水平的焦虑症状或与焦虑障碍共病,需要鉴别诊断。

七、治疗

焦虑障碍的治疗方式有药物治疗、心理治疗或药物治疗联合心理治疗,医生应根据焦虑障碍患者的不同类型、不同的病期症状来选择相应的治疗。

焦虑障碍的药物治疗原则如下:

（1）根据焦虑障碍的不同亚型和临床特点选择用药。

（2）考虑患者可能的合并躯体疾病、药物相互作用、药物耐受性、有无并发症等情况,实施个体化的合理用药。

（3）一般不主张联用两种以上的抗焦虑药,应尽可能单一用药,足量、足疗程治疗,可以联用两种作用机制不同的抗焦虑药物。

（4）治疗前向患者及其家属告知药物性质、作用、可能发生的不良反应及对策。

（5）药物治疗从小剂量开始,1～2周后加量,在治疗1周时评价患者的耐受性、依从性,4～6周后可采用推荐剂量,建议长期治疗(1年以上)。

（6）注意苯二氮䓬类药物依赖,如反跳性失眠、记忆受损,尤其老年人用药后要防止摔倒。

（7）第二代抗精神病药物被推荐用于焦虑障碍的二线或三线治疗，最好和一线药物联用，同时权衡耐受性、不良反应与早期疗效。

适用于焦虑障碍的心理治疗方法很多，如支持性心理治疗、精神动力学心理治疗、认知治疗、行为治疗等，但临床应用最广、使用较简便、公认有效的仍属认知行为治疗。

第二节 惊恐发作

惊恐发作(panic attack)是一类急性严重焦虑发作,患者在发作时常有明显的心血管和呼吸系统症状,如心悸、胸闷、气急等,严重者可有濒死体验或担心失控、发疯或死亡,临床上常容易误诊为心脏病等。

一、患病率

约有20%的成人一生中至少有过一次惊恐发作的体验。然而符合惊恐障碍诊断标准(不伴有场所恐惧症性回避)的年患病率只有2%左右,女性多见,首次起病年龄在20~40岁。

惊恐发作如果不及时处理,患者会在随后的1周或数周内再次发作,甚至每天都发作,并且会整日担忧下次的发作。反复发作可持续数周至数月,甚至达数年,并导致对部分场合的回避(即场所恐惧),以减少惊恐的发生。在此期间可以有部分或完全缓解(即无惊恐发作或仅有很少症状的轻度发作)。惊恐障碍可以不影响社会功能或工作,也可以对此造成严重的影响,特别是伴有场所恐惧的患者。

二、发病机制

(一)神经生物学假说

Gorman JM等学者近年来提出了有关惊恐发作的神经生物学假说,并试图解释为什么药物治疗和认知-行为心理治疗都是有效的治疗方式。目前认为,动物对条件性恐惧的刺激反应和患者的惊恐发作反应在生理和行为后果之间表现出惊人的相似性。即在动物中,这些反应是由脑内的"恐惧网络"传递的,以杏仁核为中心,涉及下丘脑和内侧额叶前部皮质的互相作用;从杏仁核到下丘脑和脑干位置的投射解释了条件性恐惧反应许多外显的体征,而惊恐发作的患者也存在相似的神经网络。

(二) 遗传学假说

惊恐发作患者一级亲属的患病风险是其他精神疾病患者一级亲属患病风险的 4～8 倍。双生子同病率研究表明,惊恐发作患者同卵双生子同病率为 80％～90％,显著高于异卵双生子的同病率(10％～15％),这说明遗传因素在惊恐障碍发病中起一定作用。

(三) 环境假说

有研究提示,对父母依恋关系的早期破裂与此后惊恐发作的形成有关。如 Tweed 等的研究报道,10 岁前母亲去世的成人患惊恐障碍的比例几乎是无此早期家庭成员死亡史成人的 7 倍;10 岁前与父母分离或分居的成人惊恐障碍的比例也几乎是无此早期与父母分离或分居史成人的 4 倍。

三、临床表现和诊断

(一) 临床表现

惊恐发作是指反复的、有时为不可预料的发作性焦虑、紧张或恐惧,但通常不超过 1 小时。发作突如其来,让人极端痛苦,持续几分钟或更久一些。在惊恐发作中,发作不限于发生在特定的可预料的情境中,而可在任何情境中。惊恐发作后患者会持续担心再次发作。

1. 精神症状

典型惊恐发作的主要精神状态表现如下:

(1)惊恐体验。患者突然出现极度惊恐体验,伴濒死感、窒息感或失控感。

(2)窒息感。患者胸部有压迫感,呼吸困难,胸闷气短,不能自主呼吸,甚至有窒息感觉。

(3)濒死感。患者突然感觉自己不行了,要死了。有的患者会奔走呼救,有的患者担心自己心脏问题而就地静卧,不敢活动。

（4）失控感。患者担心自己失去控制而精神失常。觉得自己不能控制自己了，要做出自己难以忍受的"傻事"，或觉得自己要发疯了，精神要崩溃了。

（5）现实解体或人格解体。部分患者在惊恐发作时可出现不真实感或人格解体。觉得周围环境不真实，时间凝固了，自己离开了自我等。

2. 躯体症状

惊恐发作时，患者常伴有明显的自主神经功能紊乱症状，出现相应系统的躯体症状。

（1）心血管系统症状。患者感到胸部疼痛或不适、心慌、心悸，出现心动过速、心跳不规则等。

（2）呼吸系统症状。患者感到呼吸急促、呼吸困难、胸部发紧感或出现过度换气等。

（3）神经系统症状。患者感到头晕、头昏、头痛、昏厥或麻木感、麻刺感，出现寒战、出汗等。

在惊恐发作中，患者一般竭力想逃避诱发其紧张、恐惧、害怕的场合，以期望消除惊恐，或迫切寻求帮助，以防崩溃、心脏病发作、失控或发疯。

惊恐发作有时（并不总是）会导致患者对某些易诱发其惊恐场合的回避，如果不能回避，则往往需要有人陪伴或表现出显著的痛苦。即临床上分为惊恐障碍伴场所恐惧症、惊恐障碍不伴场所恐惧症两种类型。

（二）诊断

ICD-10 对惊恐障碍的诊断：

基本特征是严重焦虑（惊恐）的反复发作，焦虑不局限于任何特定的情境或某一类环境，因而具有不可预测性。如同其他焦虑障碍，占优势的症状因人而异，但突然发生的心悸、胸痛、哽咽感、头昏、非真实感（人格解体或现实解体）是常见的。同时，几乎不可避免地继发有害怕自己会死而失去控制或发疯。一次发作时间一般仅持续数分钟，但有时持续时间会长些，发作频率和病程都有相当大的变异性。处于惊恐发作中的患者常体验到害怕和植物神经症状的不断加重，这会使患者十分急切地想离开自己所在的场所。如果这种情况发生在特定情境，如在公共汽车上或置身人群中，患者以后可能会回避这些情境。同样，频繁的、不可预测的惊恐发作可导致患者害怕独处或害怕进入公共场所。一次惊恐发作常继之以持续性地害怕再次发作。

如果同时能符合抑郁障碍的标准,不应把惊恐障碍作为主要诊断。DSM-5对惊恐障碍的诊断如表2-1所示。

表2-1 DSM-5中惊恐障碍的诊断标准

A	反复不可预测的惊恐发作。惊恐发作是指强烈的恐惧或者躯体不适骤然发作,症状在几分钟内到达顶峰,症状符合以下四项及四项以上(症状可以在焦虑状态或者平静状态突然出现)
	1. 心悸
	2. 出汗
	3. 颤抖
	4. 感到气短或呼吸不畅
	5. 窒息感
	6. 胸痛或胸部不适
	7. 恶心或腹部不适
	8. 感到眩晕、站立不稳、头晕、虚弱
	9. 感到发冷或发热
	10. 感觉异常(麻木感或刺痛感)
	11. 现实解体(不真实感)或人格解体(自我抽离感)
	12. 对失控和"发疯"的恐惧
	13. 对死亡的恐惧
	注:与文化相关的特异性症状(如耳鸣、颈部酸痛、头痛、无法控制的尖叫或哭泣)不能算作必须满足的四项症状之一
B	至少有一次惊恐发作之后的一个月内(或更长时间)出现以下一种或两种情况
	1. 对再次出现惊恐发作以及惊恐发作的后果(如失控、心脏病发作、"发疯")呈现持续的关注或担心

续　表

B	2.与惊恐障碍发作相关的显著非适应性行为改变(为回避惊恐发作的行为,如回避体育锻炼或陌生环境)
C	症状并非由于某种物质(如滥用物质、治疗药品)或其他躯体情况(如甲状腺功能亢进、心血管疾病)所致的生理效应
D	症状无法被其他精神障碍更好地解释(如惊恐发作局限于对社交情境的恐惧反应见于社交焦虑障碍,对特定物体或环境的恐惧反应见于特殊恐惧症,对强迫观念的恐惧反应见于强迫障碍,对可以提醒创伤事件记忆事物的反应见于 PTSD,对与依恋对象分离的反应见于分离性焦虑障碍)
	特定惊恐发作(惊恐发作可以界定为一组症状群,然而并不能作为一种独立的可以编码的精神障碍)。惊恐发作可以出现于任何特定惊恐发作类型焦虑障碍和其他精神障碍,如抑郁症、PTSD、物质使用障碍,以及某些躯体情况,如心血管系统、呼吸系统、前庭系统、消化系统疾病。一旦确定了惊恐发作的诊断,则必须标明伴发于何种情况(如 PTSD 伴惊恐发作)。对惊恐障碍而言,惊恐发作已经完全包含在诊断标准之中,无需特殊标注惊恐发作
	诊断标准同惊恐障碍诊断标准 A

(三) 鉴别诊断

1. 躯体疾病

首先做常规医疗检查排除是否是躯体疾病引起的焦虑症状(如甲状腺功能亢进、低血糖、窦性心动过速、二尖瓣脱垂等)。通常惊恐障碍的患者已经先在内科医生处就诊过,基本排除了器质性疾病的可能。表 2－2 简列了惊恐发作与心脏病发作的鉴别。

表 2－2　惊恐发作与心脏病发作的鉴别

症　状	心　脏　病　发　作	惊　恐　发　作
疼痛	有或无,多为压榨感(好像有人踩在胸前)	一般无,或感到锋利剧烈的疼痛
	疼痛定位在整个心脏	疼痛定位是胸部中央,可以延伸到左臂、颈和背
	呼吸或按压胸口常加重疼痛,持续时间常超过 5 秒	呼吸或按压胸口时疼痛未加重,疼痛持续时间在 5～10 秒

续　表

症　状	心 脏 病 发 作	惊 恐 发 作
刺麻感	常出现在左上肢	出现在全身
呕吐	常见	可有恶心,但呕吐少见
过度换气	一般不会出现过度换气,可以感到有些气短,但可能在心脏病发作后开始出现惊恐发作,这种情况下,过度换气是惊恐的症状而不是心脏病发作	过度换气是常见的惊恐反应,常在惊恐发作前出现

2. 其他精神障碍

惊恐发作可见于场所恐惧症、特定恐惧症、社交焦虑障碍等其他焦虑障碍,当惊恐发作仅仅作为临床的部分症状时,则不能诊断惊恐障碍。精神分裂症也可出现惊恐发作,但患者的精神病性症状有助于鉴别诊断。分离(转换)障碍可有类似惊恐发作的表现,但患者有夸张、做作、暗示性强的特点,发病与心理因素和生活事件相关。

3. 物质/药物所致焦虑障碍或其他焦虑障碍

一般需要详细地了解病史和全面的体检和实验室检查,排除精神活性物质使用或药物因素。如中枢神经兴奋剂中毒(可卡因、苯丙胺、咖啡因等)或中枢神经系统抑制物质(酒精、巴比妥类等)突然戒断诱发的惊恐发作。

4. 抑郁症

在一些患者中,抑郁可以继发于惊恐障碍(即惊恐障碍的体验使患者变得抑郁)。但抑郁患者的惊恐发作是相对短暂的,形容自己"整天惊恐"的患者在临床上表现是非常焦虑的心情而不是惊恐发作,如果符合抑郁发作诊断标准而伴发惊恐发作,应做抑郁障碍伴惊恐发作的诊断。

四、治疗

对惊恐障碍的治疗,可考虑药物治疗和心理治疗。

（一）药物治疗

惊恐障碍的药物治疗包括抗抑郁药、抗焦虑药和其他辅助用药。

1. 抗抑郁药

主要是 SSRIs、SNRIs 和 TCAs。SSRIs 类药物有帕罗西汀、舍曲林、氟西汀等。SNRIs 类药物有文拉法辛、度洛西汀。TCAs 类药物有米帕明（100 mg/日～300 mg/日）、氯米帕明（100 mg/日～300 mg/日）等。这些药物治疗惊恐障碍具有良好的药效和可接受性。

在临床上，SSRIs 药物常规作为惊恐障碍治疗的一线用药。在治疗药物的选择上一般依据患者的症状特点、个人既往治疗用药史、家庭用药史，是否共病抑郁、物质滥用等，结合药物本身的作用特点和不良反应，并综合考虑患者的经济条件和个人偏好。

2. 抗焦虑药

苯二氮䓬类药物具有疗效好、显效快、无抗胆碱不良反应的优点，常常是迅速控制焦虑发作的有效治疗药物。一般治疗剂量，阿普唑仑为 2 mg/日～4 mg/日，从小剂量开始逐渐加量，每天用药 3～4 次。阿普唑仑可从 0.4 mg、每天 3 次开始，最大剂量到每天 6 mg；劳拉西泮可从 0.5 mg、每天 3 次开始，逐渐增加到每天 4 mg～8 mg；氯硝西泮可从 0.5 mg、每天 3 次开始，逐渐增加到每天 2 mg。1～2 周达充分治疗剂量。但是，由于苯二氮䓬类药物的耐受性和依赖性特点，只用于惊恐障碍的急性期治疗或其他治疗效果差时的增强治疗，一般用药时间不宜过长，以免产生依赖性而难以停药。

3. 其他辅助用药

β 受体阻滞剂如普萘洛尔等，在药物治疗有效后往往需要维持治疗至少 6～12 个月，疗程长。反复发作者，可考虑维持治疗 2～3 年。

（二）心理治疗

针对惊恐障碍的心理治疗，目前公认有效的是认知行为治疗。认知行为治疗短期效果同药物治疗相当并有较低的复发率，但该治疗需专科医师进行并较费时间，一般在行认知行为治疗前应先进行药物治疗。

五、病程与预后

惊恐障碍呈慢性病程，症状时轻时重，反复多次发作。在慢性疗程中可伴发场所恐惧症和其他焦虑抑郁障碍。病前社会功能良好，病程短的患者预后良好，合并场所恐惧、重性抑郁、物质滥用和人格障碍患者的预后极差。

第三节 广泛性焦虑障碍

广泛性焦虑障碍(generalized anxiety disorder,GAD)以慢性的、不现实的过度担心、紧张为特征,常表现为持续性的精神紧张,伴有头晕、胸闷、心悸、呼吸困难、口干、尿频、尿急、出汗、震颤等自主神经功能兴奋症状及运动性不安等。但并非由实际的威胁或危险所引起,其紧张的程度与现实事件不相称。

一、患病率

广泛性焦虑障碍的年患病率为1%~4%,终生患病率约为6%,女性多于男性(2~3倍)。需要注意的是,儿童与青少年患病率较高,前者约为3%,后者约为10.8%。广泛性焦虑常常共病其他疾病,包括精神科的焦虑或相关障碍和抑郁症,以及内科疾病中的疼痛综合征、高血压、心血管疾病和胃肠道疾病等。广泛性焦虑常呈慢性病程,国外资料显示,患者在用药前已经有10年病程者并不少见。

二、发病机制

(一) 易患因素

1. 遗传

在焦虑障碍中,遗传是一个重要的易患因素,有家庭聚集性,遗传度大约为32%。据研究,在单卵双生子中所有焦虑障碍的发病一致性较双卵双生子高。但大多数的研究没有发现遗传在各种焦虑障碍的发病中存在差别,因此在广泛性焦虑障碍中遗传的具体作用并不清楚。

2. 童年经历

童年经历通常被认为是广泛性焦虑障碍的易患因素之一,然而目前尚无确切的证据。焦虑是儿童常见的情绪障碍,然而大多数的焦虑儿童能成长为健康的成人,而焦虑的成人也并非都来自焦虑的儿童。

3. 人格

焦虑性人格和焦虑障碍相关,但其他的人格特征也可妨害其对应激事件的有效应对。

(二) 促发因素

广泛性焦虑障碍的发生常和生活应激事件相关,特别是有威胁性的事件如人际关系问题、躯体疾病以及工作问题。

(三) 持续因素

生活应激事件的持续存在可导致广泛性焦虑障碍的慢性化;同时思维方式也可使症状顽固化,如害怕他人注意到自身的焦虑或者担心焦虑会影响其工作表现。类似的担心会产生恶性循环,使症状严重而顽固。

(四) 神经生物学

1. 神经影像学

目前研究的重点是杏仁核。研究发现,广泛性焦虑障碍青少年的杏仁核体积增大,前额叶背内侧体积也增大,杏仁核、前扣带回和前额叶背内侧活动增加,并与焦虑的严重程度正相关;而前额叶背外侧活动相对下降。

2. 神经递质

研究发现,苯二氮䓬-GABA能、NE和5-HT等神经递质和促肾上腺皮质激素释放激素通路与焦虑的生物学直接有关。这些递质不仅在焦虑的发生、维持和消除中有重要的意义,而且通过神经内分泌反应可以引起一定的生理变化。通过这些生理变化对焦虑情绪的产生起一定作用,从而改变焦虑对个体的影响。

三、临床表现和诊断

(一) 临床表现

广泛性焦虑障碍常呈慢性或亚急性病程。主要的临床特征为精神性焦虑、运动性紧张、躯体性焦虑等。

1. 精神性焦虑

患者表现出与现实处境不相称的指向未来的或不确定事件的过度的、持续的痛苦、担忧、焦虑体验。患者担心、害怕在日常生活中有灾难、意外或不可控制的事件发生。

2. 运动性紧张

患者的主要表现为搓手顿足、来回走动、紧张不安、不能静坐,可见眼睑、面部肌肉或手指震颤,或患者自感战栗。有的患者双眉紧锁,面部肌肉和肢体肌肉紧张、疼痛或感到抽动。

3. 躯体性焦虑

主要表现为自主神经功能异常和肌肉系统的紧张。患者可有手心出汗、恶心、心慌、心率加快、口干、咽部不适、异物感等症状;泌尿生殖系统症状有尿频、尿急、勃起不能、性欲冷淡;神经系统症状有耳鸣、视物模糊、周身不适、刺痛感、头晕及"晕厥"感。

值得注意的是,患者常以躯体症状为主诉而非焦虑,而这些躯体症状同样也可由躯体疾病引起。因此,在鉴别诊断中必须充分考虑以上情况。

(二) 诊断

根据 CCMD - 3 或 ICD - 10 的诊断标准,广泛性焦虑障碍的病程必须持续至少 6 个月,其焦虑症状包括:忧虑(如担心未来、感到"紧张不安"、注意力集中困难);运动紧张(不安、头痛、震颤、不能放松);其他高警觉症状(如出汗、心悸、口干、胃不适、眩晕、头晕)。主要的诊断要点是患者存在过度、不必要的紧张、担忧和害怕,病程持续,对患者的日常生活、工作和学习等造成显著的不利影响。表 2 - 3 简单罗列了 DSM - 5 中广泛性焦虑障碍的诊断标准。

表 2 - 3　DSM - 5 中广泛性焦虑障碍的诊断标准

A	在大多数时间里对许多事件和活动(如工作或学习)呈现过分的焦虑和担心(预期性焦虑),持续至少 6 个月以上
B	患者发现对自己的担心难以控制
C	这种焦虑和担心都伴有下列六种症状之三项或三项以上(在过去的 6 个月中,至少有一些症状在大多数时间内存在),儿童只需一项
	1. 感到紧张或坐立不安
	2. 容易疲倦
	3. 注意力难以集中或头脑变得空白
	4. 易激惹
	5. 肌肉紧张
	6. 睡眠紊乱(难以入睡或持续睡眠,睡眠质量不满意)
D	这种焦虑和担心或者躯体症状给患者造成巨大的痛苦或者社交、职业以及其他重要社会功能的损害
E	此障碍并非某种物质(如某种滥用药物、治疗药品)的生理效应,或由于其他躯体情况所致(如甲亢)
F	过度焦虑和担心不能被另一种精神障碍更好地解释。许多精神障碍有各自不同的担心和焦虑内容,如惊恐发作(惊恐障碍)、负面评价(社交焦虑障碍)、被污染以及其他强迫观念(强迫症)、离开依恋对象(分离性焦虑障碍)、体重变化(神经性厌食)、多种躯体不适(躯体症状障碍)、外表缺陷(体象障碍)、患有严重疾病(疾病焦虑障碍)、妄想信念的内容(精神分裂症或妄想性障碍)等

(三) 鉴别诊断

广泛性焦虑障碍必须同其他以焦虑为主要症状的精神障碍以及能产生相似症状的躯体疾病相鉴别。

1. 抑郁障碍

相对于焦虑症状,抑郁障碍的抑郁症状更为严重,同时症状出现的先后顺序不同,在广泛性焦虑障碍中焦虑症状先出现。因此,在询问病史时应同时询问患者和其家属以明确诊断。有时伴有激越的抑郁发作会误诊为焦虑,但仔细询问其抑郁症状即可降低误诊的概率。

2. 精神分裂症

患者有时会以焦虑为主诉而无明显的精神病性症状,甚至在直接询问下也予以否认。但仔细询问症状产生的原因即可降低误诊的概率,因为患者会暴露一些奇特的想法,如认为周围有威胁性的影响。

3. 早老性痴呆和老年性痴呆

有时这类患者会以焦虑为主诉,临床医师常常会忽略其伴随的记忆障碍或将之归咎于注意力不集中。因此,当老年患者伴有焦虑症状时应仔细评估其记忆功能。

4. 精神活性物质、酒精依赖、撤药反应或者咖啡因的滥用

这些均可导致焦虑,如果患者隐瞒病史常可导致误诊。如果患者报告晨起时焦虑特别严重提示酒精依赖(撤药反应常在此时明显),但有时继发于抑郁障碍的焦虑也在晨起时明显。

5. 躯体疾病

躯体疾病(如甲状腺功能亢进、低血糖等)可表现为相似的症状。在任何情况下必须充分考虑这种可能性,特别是在其焦虑症状无合理的心理解释时,主要通过病史、全面体格检查和实验室检查阳性证据与躯体疾病进行鉴别。凡是继发于甲状腺功能亢进、低血糖等应诊断为焦虑综合征或躯体疾病所致焦虑障碍。

四、治疗

广泛性焦虑障碍是一种慢性高复发性疾病,其治疗倡导全病程治疗,即急性期治疗、巩固期治疗和维持期治疗。其中急性期治疗主要是控制焦虑症状,尽量达到临床治愈;巩固期治疗一般至少2~6个月,在此期间患者病情不稳,复燃风险较大,因此要预防复燃;维持期治疗一般需要维持治疗至少12个月以防止复发。维持期治疗结束后,病情稳定,可缓慢减药直至终止治疗,但应密切监测复发的早期征象,一旦发现有复发的早期征象,应迅速恢复原治疗。因为治疗是长期的,因此必须注意提高患者对治疗的依从性。

(一) 健康教育

医生对于焦虑产生的躯体症状应予以准确清晰的解释,如心悸是患者对应

激事件正常反应的过度注意而非提示心脏疾病。另外，帮助患者学会处理或者适应那些维持并加重焦虑症状的社会问题。如焦虑十分严重，可短期服用苯二氮䓬类药物，但应注意短于 3 周以防药物依赖的产生。

(二) 心理治疗

主要是认知行为治疗(CBT)，多项研究提示，认知行为治疗能显著减轻广泛性焦虑障碍症状，疗效与药物治疗相仿。其他心理治疗，如放松训练、针对广泛性焦虑障碍特定症状的心理治疗方法、精神动力学治疗等可能有效，但需要更多的研究资料。

(三) 药物治疗

1. 苯二氮䓬类

常用药物有地西泮(10 mg/日～30 mg/日)、阿普唑仑(2 mg/日～6 mg/日)、劳拉西泮(2 mg/日～4 mg/日)、氯硝西泮(3 mg/日～8 mg/日)。这类药物需从小剂量开始逐渐加量，抗焦虑疗程尚无一致意见。这类药物治疗的主要副作用包括头晕、共济运动障碍，因而不宜在服药期间开车、操作机器。最严重的副作用是这类药物与酒类同时服用可导致明显的嗜睡、困倦、中枢抑制。

2. β 受体阻滞剂

β 受体阻滞剂如普萘洛尔(心得安)、阿替洛尔(氨酰心安)具有缓解心率交感神经兴奋的症状、减轻焦虑的躯体症状的作用，因而特别适用于那些躯体症状比较突出的患者。其受体阻滞剂不单独用于抗焦虑，而是作为其他抗焦虑药物的辅助药物。

慎用于有支气管哮喘症状的患者。

五、病程与预后

广泛性焦虑障碍呈慢性波动性病程，约 50％的患者症状迁延，时好时坏，需要长期治疗，其余患者在几年内症状消失。

第四节　恐　惧　症

恐惧症(phobia)是一种以过分和不合理地惧怕外界某种客观事物或处境为主要表现的神经症。患者明知这种恐惧反应是过分的或不合理的,但仍反复出现,难以控制。恐惧发作时常常伴有明显的焦虑和有关神经紊乱的症状,患者极力回避导致恐惧的客观事物或情境,或是带着畏惧去忍受,因而影响其正常生活。

恐惧症的核心症状是高度焦虑,但这些焦虑仅见于特殊的有指向性的情境中。恐惧症的两个核心特征是对引起焦虑的情境的回避和即将要遭遇这些情境时的预期性焦虑。

恐惧症的共同特点:一是均由外界特定的客观对象或情境所诱发;二是表现为指向特定对象的焦虑;三是焦虑的程度与恐惧的对象不相符合;四是回避为缓解焦虑的主要方式;五是患者能认识到其恐惧是不合理的,但不能控制,因而是自我失谐的。

恐惧症主要包括三类亚型:特定恐惧症、广场恐惧症、社交恐惧症。

一、流行病学及病因学

(一) 流行病学

恐惧症患者以青年及女性居多,美国人群中特定的恐惧症年患病率为 $10\%\sim11.3\%$,社交恐惧症的终生患病率为 13.3%;女性高于男性。2005 年,深圳市采用 ICD-10 标准的流调结果显示,恐惧症终生患病率为 5%,年患病率为 2.85%。

(二) 病因学

1. 生物学因素
特定的恐惧症具有高度家族聚集性,31%的患者一级亲属中有同样的问题。

脑神经影像学研究发现,恐惧症患者存在前扣带回皮质、杏仁核和海马区域的血流增强。一项脑影像学的研究表明,特定恐惧症患者前额叶脑皮质激活增强,经过认知行为治疗则这些脑区激活减弱,提示本病具有神经生物学基础。

2. 社会心理因素

社交恐惧症存在显著的家庭因素影响,其中部分是遗传因素,部分是后天习得性影响,如父母有精神病史、父母婚姻冲突、父母过分保护或遗弃、儿童期虐待、儿童期缺乏与成年人的亲近关系、儿童期经常搬迁、学习成绩落后等。

3. 心理学理论的解释

精神分析理论认为,恐惧症是童年俄狄浦斯情结(恋母情结)未解决的冲突的结果,童年期的性本能驱力不能被压抑时,自我倾向于选择其他防御机制。恐惧症患者主要使用了替代机制,即性的冲突从诱发冲突的人转向不重要的无关的客体和情景,导致这些客体和情景可以唤起焦虑,患者以逃避恐惧的客体来达到减轻焦虑的目的,因此精神分析认为恐惧障碍是使用替代和回避的防御机制对抗俄狄浦斯情结的性驱力和阉割焦虑的结果。

行为主义理论以条件反射和操作性条件反射来解释恐惧症的发生,即自然的恐惧性刺激与中性刺激多次偶合出现,导致中性刺激变成诱发恐惧的条件刺激,个体采取回避行为来减轻焦虑,回避行为不断被固定下来而变成临床症状。

二、临床表现

(一) 特定恐惧症

特定恐惧症大多发生于儿童早期,女孩多于男孩,部分严重患者病程可延续到成年。此病指患者对某些情境、活动或客体的非理性恐惧,极力回避所恐惧的情境或客体。特定恐惧症包括预期焦虑、恐惧刺激引起的焦虑情绪以及为了减轻焦虑而采取的回避行为。特定恐惧症的焦虑情绪和回避行为,给患者带来很大的痛苦,并对其社会功能产生明显的影响。特定恐惧症也会有惊恐发作或伴有心率加快、震颤、虚脱或头晕、呼吸困难、出汗等反应。

特定恐惧症在临床上常见的表现,一是动物恐惧(最常见),表现为对动物或昆虫的恐惧;二是自然环境恐惧,如恐高,恐黑暗,恐雷、电、风、水等;三是血液、注射、外伤型恐惧,如对鲜血、外伤、打针、拔牙、手术等的恐惧;四是情境恐惧,如由公共交通工具、隧道、桥、电梯、驾驶、飞行等特定情境引起的焦虑;五是其他类型的恐惧,如害怕引起窒息、呕吐或疾病的场所。

(二) 广场恐惧症

广场恐惧症表现为对特定场所或情境的恐惧,包括害怕到如会场、剧院等人多拥挤的场所,害怕乘坐公交汽车、地铁、飞机等交通工具,害怕单独离家外出,甚至害怕单独留在家里。主要临床特点是患者在难以迅速离开或逃离的地方出现明显焦虑,可以同时伴有或不伴有惊恐发作。患者进入这类场所或处于这种状态时便感到紧张不安,出现明显的头晕、心慌、胸闷、出汗等自主神经反应;严重时可出现人格解体体验或晕厥。由于患者有强烈的害怕感、不安全感或痛苦体验,常随之出现回避行为。患者在有一次或多次类似经历后,常产生预期焦虑,每当遇到上述情况,便会感到焦虑紧张,极力回避或拒绝进入这类场所。在有人陪伴时,患者的恐惧可以减轻或消失。

(三) 社交恐惧症

社交恐惧症,又称社交焦虑障碍,其特点是明显而持久地害怕社交性情境或可能诱发使人感到尴尬的社交行为和活动,一旦面临这种情景立即会"手足无措",不敢与人对视,出现严重的焦虑反应。虽然患者很清楚这种反应是过分和不合理的,但无法控制,患者因为害怕在人前出丑或难堪而尽力回避各种社交场合,明显地影响了其个人的生活、职业和社会功能。本病起病于青春期,患病率为 3%～13%,占焦虑障碍患者的患病率的 10%～20%。

社交恐惧症患者常伴有对涉及自身的批评、负性评价的过分敏感,缺乏自信,自卑,通常伴有很差的社交技能和可以观察到的焦虑特征(明显的手震颤、颤抖的声音),给他们的学习和生活带来了明显影响。

三、诊断和鉴别诊断

（一）诊断

1. 恐惧性焦虑障碍的诊断

恐惧性焦虑障碍的诊断要点，一是对某些客体或处境有强烈的恐惧，恐惧的强度与实际危险不相称，同时伴有自主神经症状；二是必须有反复的或持续的回避行为，或这种回避行为曾经是患者的突出症状；三是自知力存在，知道这种恐惧过分、不合理或不必要，但无法控制；四是为症状感到痛苦而寻求帮助，或症状影响社交、工作及其他重要功能；五是符合严重程度的症状持续超过3个月。

2. 恐惧性焦虑障碍亚型的诊断

在恐惧症诊断的基础上，根据焦虑的临床表现特征，即所害怕的场景、社交场合和人际交往或特定的对象来分别进行其亚型的诊断。

（1）特定恐惧症：一是恐惧或焦虑必须局限于面对特定的恐惧物体或情境时；二是尽一切可能对恐惧情境加以回避，这些情境包含动物、自然环境、血液-注射-外伤特定情境等。

（2）广场恐惧症：一是恐惧或焦虑必须局限于以下情境中的至少两种，即乘坐公共交通工具、在公共场所、处于密闭的空间、排队或处于拥挤的人群中、独自离家；二是因害怕难以逃离感到恐惧的情境或得不到帮助而对恐惧情境采取回避行为。

（3）社交恐惧症：一是恐惧或焦虑必须局限于或主要发生在特定的社交情境；二是患者坚持的言行或呈现的焦虑症状导致否认对自己的负面评价；三是主动回避社交情境或带着强烈的恐惧或焦虑去忍受。

（二）鉴别诊断

（1）伴广场恐惧的惊恐障碍。伴有境遇性特点和对场所回避的惊恐障碍和伴惊恐发作的广场恐惧都有惊恐发作和情境性回避，有时难于区分。其鉴别的要点可以考虑如下几个方面的特点：一是焦虑的局限性，惊恐障碍的焦虑指向往往弥散，发作间歇的焦虑更多指向发作过程本身，而广场恐惧的焦虑则集中指向固定的对象;二是惊恐障碍的惊恐发作往往带有不可预测性,场所或情境只是诱发惊恐的线索而非必要条件,在其他场所中也有可能出现惊恐发作,也即有广场恐惧的惊恐发作和无广场恐惧的惊恐发作均可诊断为惊恐发作。而广场恐惧的惊恐在发病初期并无自发的惊恐发作,其发作都是可以预见的,在非恐惧场所不会发生惊恐发作。

(2)分离性焦虑。儿童的分离性焦虑常会出现回避社交或焦虑父母离开独处等,分离性焦虑患儿与亲人的分离是引发焦虑的关键,在不分离的情况下,患儿不表现出回避和焦虑即可鉴别出分离性焦虑。

(3)疑病症患者也会表现出明确的针对某些疾病或健康问题的焦虑甚至恐惧,其形式与恐惧症相似,但躯体形式障碍患者的焦虑对象明确指向自身健康或身体内部,以担心自身健康威胁为主,而恐惧症则是对外部明确有形客体的恐惧回避。

四、治疗

恐惧症的治疗目前公认有效的是心理治疗和药物治疗,其中尤以心理治疗更为重要。

(一) 心理治疗

1. 暴露治疗

暴露治疗是指让病人暴露在各种不同的刺激性情境之中,使之逐渐耐受并能适应的一类治疗方法。

暴露治疗可以采用想象暴露和现场暴露的不同设置,实施暴露治疗需要至少四步工作:一是准备。包括心理教育、暴露原理学习、动机会谈、暴露协议、暴露中的问题预热等。二是制定暴露等级条目表。包括充分的暴露刺激筛选、按暴露刺激引发的焦虑程度由低到高排列成表、学习使用量化焦虑自评。三是首次暴露。按照暴露等级条目表设计引入暴露刺激,使患者置身于暴露刺激下持续接受刺激而不采用回避或仪式化行为应对焦虑,反复自评量化焦虑,直至达到习惯化。四是重复暴露。重复进行相同刺激的暴露任务,直至焦虑峰值分数减半甚至更低,再进入新的暴露刺激条目进行暴露。暴露治疗通常采用由低焦虑等级暴露刺激条目逐渐向高焦虑等级暴露刺激条目进行。

暴露治疗的效果取决于以下多个因素,即患者的治疗动机、治疗关系、治疗操作目标和程序的具体化和一致性、患者对暴露治疗原理的理解、首次暴露执行情况、回避行为或仪式化行为的阻断等。暴露治疗可以有效地打断患者恐惧体验与现实刺激的条件性关联,建立新情绪体验的行为经验,如果联合认知治疗纠正歪曲的评价和认知,效果更优。

2. 行为功能分析

通过对诱发焦虑恐惧的具体情境以及回避行为发生的背景、过程、条件、结果等分析来评价恐惧症患者的行为功能意义,以及相应的生理、心理、情绪、行为反应之间的关联模式,从而指导行为治疗。

3. 认知疗法

对涉及自身的负性评价的害怕是社交恐惧最基本的认知,认知疗法可以纠正不合理的认知信念,改变患者的认知,从而有助于减轻或缓解患者的焦虑。认知治疗联合行为技术通常能取得更好的效果。

4. 社交技能训练和团体治疗

社交恐惧症患者常有社交技能缺陷,技能的缺乏常常导致负性反馈,使患者容易受挫而进一步对社交回避,社交技能训练可以增强患者社交功能。团体治疗的形式非常有助于社交恐惧症的治疗,在团体中患者可以通过组员间的互动验证纠正自己的许多不恰当的认知,团体也可以通过示范、预演、角色扮演等模拟社交场合环境,使患者的社会交往得以正常化。认知行为团体治疗是当今较为流行的针对社交恐惧症的综合性治疗方法,包括团体暴露治疗、认知重建、家庭作业等内容。

(二)药物治疗

1. 苯二氮䓬类药物

此类药物可以在一定程度上减轻患者的焦虑情绪,目前在临床上被广泛使用,但由于其缓解焦虑情绪的即时性,在其他治疗尚未奏效情况下,患者容易产生对此类药物的心理依赖而习惯性使用,因此不适合单独使用,也不宜长期使用,以免产生药物依赖。常用药物有氯硝西泮(2 mg/日～8 mg/日)、阿普唑仑(0.8 mg/日～2.4 mg/日)、劳拉西泮(1 mg/日～6 mg/日)等。已有临床证据显示,氯硝西泮、阿普唑仑对社交恐惧症和场所恐惧症有效,但对特定环境恐惧症的治疗效果还缺乏支持性证据。

2. 抗抑郁药

目前,有抗焦虑作用的抗抑郁药对恐惧症患者都有一定疗效。其中 SSRIs 药物,如帕罗西汀(20 mg/日~50 mg/日)、舍曲林(50 mg/日~200 mg/日)、氟西汀(20 mg/日~60 mg/日)、艾司西酞普兰等通常作为一线药物使用。尤其是针对社交恐惧症,这些药物都最长需要 6 周才能显示疗效,一般需要服药 9 个月至 1 年,如果较早停药,近一半的患者会出现复发。如果要减药,则应该缓慢减量。此外,双通道再摄取抑制剂文拉法辛、度洛西丁和米氮平也对恐惧症有效。

3. β 受体阻滞剂

如普萘洛尔或阿替洛尔,该类阻滞剂具有缓解自主神经兴奋有关的躯体症状的作用。对于治疗特定性社交恐惧症有效。

五、病程与预后

广场恐惧症是一种慢性迁延性疾病,疾病的严重程度经常波动。一般来说,广场恐惧症的远期预后较好,部分患者转为慢性,社会功能受到一定影响。社交恐惧症倾向于慢性病程,常损害患者的社会功能。

第五节 分离焦虑障碍

分离焦虑障碍是指个体离开熟悉的环境或与依恋对象分离时存在与年龄不适当的、过度的、损害行为能力的害怕或焦虑。过分担心亲人的健康或自己发生意外,不愿意或拒绝单独外出,极度害怕独处。预计将离开家或与主要依恋对象分离时,或当这些情况真实发生时,可能反复出现表达个体分离焦虑内容的噩梦(如火灾、谋杀或其他破坏自己家庭的灾难)、躯体症状(如头疼、腹部不适、恶心、呕吐)等。

一、患病率

在美国,成年人中分离焦虑障碍持续 12 个月的患病率为 0.9%～1.9%,儿童中分离焦虑障碍持续 6～12 个月的患病率估计为 4%,青少年中分离焦虑障碍持续 12 个月的患病率为 1.6%。从儿童期到青少年期和成年期,分离焦虑障碍的患病率呈现下降趋势。在 12 岁以下儿童中,分离焦虑障碍是最常见的一种焦虑障碍。

二、病因和发病机制

(一) 生活应激

分离焦虑障碍通常发生于遭受生活应激之后,尤其是丧失(如亲人或宠物的死亡;个体或亲人的患病;转学;父母离异;搬到新社区;移民;涉及与依恋对象分离的灾难)。在年轻人中,生活应激还包括离开父母家、恋爱和成为父母。

(二) 遗传与生理

儿童分离焦虑障碍可能具有遗传性。在 6 岁双胞胎的社区样本中,遗传性被评估为73%（女孩更高一些）。有分离焦虑障碍的儿童对使用富含二氧化碳空气的呼吸刺激尤其敏感。

（三）文化相关的因素

对分离的容忍程度随着文化的不同而变化，因此，在不同的国家和文化中，对于后代应在什么年龄离开父母家存在巨大的差异，将分离焦虑障碍与一些文化中强调家庭成员间的相互依赖进行区分，是非常重要的。

（四）性别相关的因素

比起男孩，女孩更多地显示出对上学的不情愿或回避。害怕分离的间接表达在男性身上比女性更普遍，如限制自我的独立活动，不愿意独立离家，或当配偶或后代独立做事情时，无法联系上配偶或后代时会感到痛苦。

（五）年龄相关的因素

由于害怕与依恋对象分开而导致分离障碍上升是正常的早期发育的一部分，可能标志着安全依恋关系的发展（如1岁左右，婴儿可能因害怕陌生人而感受到焦虑痛苦）。分离焦虑障碍的起病可能早在学前期，也可能在儿童期的任何时间发生，而在青少年期起病则较为罕见。分离焦虑障碍的表现随着年龄的不同而变化。较小的儿童更不愿上学或完全回避学校。较小的儿童可能向父母、家庭或他们自己表达对特定威胁的担忧或害怕，而且只有当面临分离时才会体验到这种焦虑。随着儿童年龄的增长，担忧不断出现；通常担忧特定的危险（如意外、绑架、抢劫、死亡）或模糊地担忧不能与依恋对象团聚。对于成年人，分离焦虑障碍可能限制他们应对环境变化（如搬迁、结婚）的能力。有该障碍的成年人通常过度担心他们的后代和配偶，当与其分开时，他们会明显地感到不适应。由于需要经常检查另一个重要人物的去向，他们有可能会体验到工作或社交上显著受到干扰。

三、临床表现

主要症状表现为与依恋对象分离、离家外出或离开熟悉的环境时出现焦虑情绪、自主神经功能失调、运动性不安等，临床表现为急性焦虑发作与慢性焦虑状态。

急性焦虑发作即惊恐发作。这是一种突如其来的惊恐体验，表现为严重的窒息感、濒死感和精神失控感。患者就如濒临末日，或奔走，或惊叫，惊恐万状，四处呼救。惊恐发作时伴有严重的自主神经功能失调，主要有三个方面的症状，一是心脏症状：胸痛、心动过速、心跳不规则；二是呼吸系统症状：呼吸困难；三是神经系统症状：头痛、头昏、眩晕、晕厥和感觉异常。还可以有出汗、腹痛、全身发抖或全身瘫软等症状。

急性焦虑发作通常起病急速，终止也迅速，一般持续数十分钟便自行缓解。发作过后患者仍心有余悸，但焦虑的情绪体验不再突出，而代之以虚弱无力，需经几天才能逐渐恢复。

慢性焦虑又称广泛性焦虑或自由浮游性焦虑，是焦虑症最常见的表现形式。患者长期感到紧张和不安。做事时心烦意乱、没有耐心；与人交往时紧张急切、极不沉稳；遇到突发事件时惊慌失措、六神无主，极易朝坏处想；即便是休息时，也可能坐卧不宁，担心出现飞来横祸。患者如此惶惶不可终日，并非由于客观存在的实际威胁，纯粹是一种连其自己也难以理喻的主观过度焦虑。

四、诊断和鉴别诊断

(一) 诊断

个体与其依恋对象离别时，会产生与其发育阶段不相称的、过度的害怕或焦虑，至少符合以下表现中的三种：

（1）当预期或经历与家庭或与主要依恋对象离别时，产生反复的、过度的痛苦；

（2）持续地、过度地担心会失去主要依恋对象，或担心他们可能受到诸如疾病、受伤、灾难或死亡的伤害；

（3）持续地、过度地担心会经历导致与主要依恋对象离别的不幸事件（如走失、被绑架、事故、生病）；

（4）因害怕离别，持续表现不愿或拒绝出门、不愿离家、不愿去上学、不愿去

工作或不愿去其他地方;

（5）持续地、过度地害怕或不愿独处或不愿在家或其他场所与主要依恋对象分离;

（6）持续地不愿或拒绝在家以外的地方睡觉或不愿在家或其主要依恋对象不在身边时睡觉。

（7）反复做内容与离别有关的噩梦;

（8）当与主要依恋对象离别或预期离别时,反复地抱怨躯体性症状（如头痛、胃痛、恶心、呕吐）。

这种害怕、焦虑或回避是持续性的,儿童和青少年至少持续 4 周,成人则至少持续 6 个月。这种障碍引起有临床意义的痛苦,或导致社交、学业、职业或其他重要功能方面的损害。

这种障碍不能用其他精神障碍来更好地解释,如孤独症谱系障碍中的因不愿过度改变而导致拒绝离家、精神病性障碍中的因妄想或幻觉而忧虑别离、广场恐惧症中的因没有一个信任的同伴陪伴而拒绝出门、广泛性焦虑障碍中的担心疾病或伤害会降临到其他重要的人身上或疾病焦虑障碍中的担心会患病。

（二）鉴别诊断

（1）广泛性焦虑障碍。分离焦虑障碍与广泛性焦虑障碍的区别在于,前者占主导地位的担心是与依恋对象分离,即使发生其他担忧,也不会成为临床表现的主导。

（2）惊恐障碍。与分离有关的威胁可能导致极端焦虑,甚至引发惊恐发作。分离焦虑障碍与惊恐障碍相比,焦虑的担心专注于可能离开依恋对象,担忧意外降临在他们的身上,而不是担心由于意外的惊恐发作而失能。

（3）广场恐惧症。与有广场恐惧症的个体不同,有分离焦虑障碍的个体并不担心在那种情况下被困住或失能,如在出现惊恐样症状或其他失能症状时不会感觉难以逃脱。

（4）品行障碍。回避上学（逃学）在品行障碍中很常见,但回避上学并不是分离焦虑的目的,有品行障碍的儿童或青少年通常待在家外的某处,而不是在家里。

（5）社交焦虑障碍。回避上学可能归因于社交焦虑障碍（社交恐惧症）。在因社交焦虑障碍而回避上学的案例中,回避上学是因为害怕他人对自己的负面评价,而不是担心与依恋对象分离。

（6）创伤后应激障碍。在创伤事件（如灾难后）害怕与所爱的人分开,这是很常见的,尤其在创伤事件中曾与所爱之人分离的情况下。在创伤后应激障碍中,核心症状是与创伤事件有关记忆的侵入和回避,而分离焦虑障碍中,则是担心和回避涉及依恋对象的健康和与其分离。

（7）疾病焦虑障碍。有疾病焦虑障碍的个体担忧他们可能曾罹患过的特定的疾病,但主要关注的是疾病诊断本身,而不是与依恋对象分离。

（8）丧痛。对死者强烈的思念或渴望、强烈的悲伤和情感痛苦以及沉湎于关注死者或死亡的情况,这是丧痛中预期的反应。而分离焦虑障碍则以害怕与依恋对象的分离为核心。

（9）抑郁与双相障碍。这些障碍,可能也存在不情愿离家的状况,但主要关注点不是担忧或害怕意外降临到依恋对象身上,而是参与外界活动的动机较低。然而,有分离焦虑障碍的个体可能在分离或预期分离时变得抑郁。

（10）对立违抗障碍。分离焦虑儿童和青少年在被迫与依恋对象分离的情境下可能会表现出对立,只有当存在持久的对立行为,且无关乎分离预期或事实上的分离时,才应考虑为对立违抗障碍。

（11）精神病性障碍。不同于精神病性障碍中的幻觉,发生在分离焦虑障碍中的不寻常的直觉体验通常是基于某种实际刺激的错觉,仅仅发生在特定情境下（如夜间）,而当一个依恋对象出现时,就会逆转。

（12）人格障碍。依赖型人格障碍的特点是不加选择地依赖他人,而分离焦虑障碍涉及希望主要依恋对象在附近以及对其安全的关注。边缘型人格障碍的特点是害怕被所爱的人抛弃,身份、自我方向感、人际功能和冲动性方面的问题构成了该障碍的核心特点,而它们并非分离焦虑障碍的核心特点。

五、治疗

（一）心理治疗

对于高发群体的儿童,家长需要逐步培养孩子的自理能力,扩大接触面,培养孩子合群和与人相处的能力,并提前做好分离焦虑障碍的防治工作。对已经出现明显焦虑症状的患儿,可以通过放松治疗、生物反馈疗法、音乐疗法等消除由焦虑引起的肌肉紧张、自主神经功能紊乱引起的心血管系统与消化系统症状。

(二)药物治疗

对于个别有严重焦虑症状、影响到饮食和睡眠并且躯体症状明显的患者,可以考虑使用抗焦虑药物进行治疗,以苯二氮䓬类药物治疗较好,其中地西泮使用最为普遍,常用计量为 7.5 mg/日～15 mg/日,分 2～3 次服用,生效迅速。β 肾上腺素受体阻断剂如普萘洛尔,对慢性焦虑症或惊恐发作均有疗效,每日剂量 10 mg～100 mg 不等。丁螺环酮、坦度螺酮属于无镇静作用的、非苯二氮䓬类的抗焦虑药物,对广泛性焦虑症或惊恐发作均有疗效。某些抗抑郁药物也具有抗焦虑作用,如舍曲林(50 mg/日～200 mg/日)可改善焦虑抑郁情绪。对于症状严重且服用其他药物不可缓解时,可服用小剂量的抗精神病药物,如利培酮(0.5 mg/日～1.5 mg/日)作为抗焦虑增效剂或改善社会环境认知的药物使用 3～6 个月,依据病情进行调整。

第六节 临床实践中其他焦虑问题

一、儿童和青少年期的焦虑问题

儿童的语言发育尚未完善,难以很好地表达自己的情绪体验。年幼的儿童表现为爱哭闹,不易被安抚,烦躁不安;随着年龄增大,表现为对父母和周围环境的不满,或过分的胆怯、害怕,如不愿独处、依恋父母、怕见生人等;在幼儿园或学校难以安静,注意力不集中,学习成绩下降。儿童期最常见的焦虑障碍是分离性焦虑障碍、特定恐惧症、社交焦虑障碍。在青春期开始后出现的焦虑症状增多,如恐高、害怕当众讲话、脸红、过分担心过去的行为及自我意识过强。因此青少年的焦虑障碍除了与有儿童期一样的焦虑障碍亚型外,还容易出现惊恐障碍、广场恐惧症等。

心理治疗是儿童焦虑障碍的主要治疗手段,包括改善亲子关系、支持性心理治疗、认知行为治疗、家庭治疗等。以药物治疗为辅,从小剂量开始,逐步调整。早期干预危险因素、发展保护因素,是预防儿童焦虑障碍的关键。

在最新的DSM-5中选择性缄默症也被列为焦虑障碍的亚型。曾有学者系统地评估了30例选择性缄默的儿童,结果显示,其中90%符合社交焦虑障碍的诊断标准,对父母及老师的问卷调查显示出这些儿童具有显著的社交焦虑状态。

选择性缄默(selective mutism)是指具有正常或接近正常言语或语言能力的儿童,在某些特定场合明显由于情绪因素导致言语能力丧失。这些儿童智力发育通常在正常范围,多在3~5岁起病,其中女孩比较多见。

选择性缄默的临床表现为:在特定的场合缄默不语,甚至长时间一言不发,但是在另外一些场合中可以讲话。

选择性缄默的治疗主要是消除精神因素。对患儿的缄默表现不要过分注意,避免逼迫他们讲话而造成情绪紧张。针对具体情况,可适当安排生活环境,鼓励参加集体活动和锻炼,也可给予适当的抗焦虑药物。

二、老年期的焦虑问题

老年期身体机能的下降、躯体疾病的困扰、退休后生活状态的改变、独居、亲友生病或离世等负性生活事件都会增加老年人的失落和无助感,从而产生焦虑情绪。2011 年对中国人群的老年焦虑障碍患病率进行 Meta 分析,结果显示中国老年焦虑症的患病率为 6.79%(5.61%~7.96%),焦虑症状的患病率为 22.11%(16.8%~27.2%)。老年焦虑障碍患者与躯体疾病共病率明显较年轻人群高,冠心病和高血压人群中的焦虑障碍发生率分别为 45.8% 和 47.2%,在老年性痴呆、帕金森病患者中焦虑症状也很常见。

健康教育、支持性心理治疗、认知行为治疗(放松训练)、生物反馈治疗等可以帮助老年焦虑障碍患者减轻精神负担,提高治疗的信心,增强对治疗的依从性。另外,药物治疗也是必要的,应注意根据药理特性和代谢特点合理选药,从小剂量起始,缓慢加量,注意药物不良反应(抗胆碱能作用及心血管不良反应),把握治疗时限。

三、焦虑与躯体疾病共病问题

焦虑患者在日常医疗实践中特别多见,有相当一部分患者的焦虑是躯体疾病所伴发或导致的。许多内科疾病的疼痛、患者对疾病的知识缺乏及疾病所带来相关消耗等因素可引起心因性焦虑,并且有的疾病在病情变化如甲亢危象时的突出临床表现就是焦虑,而在使用某些药物如茶碱时也可出现焦虑等药物反应。此外,有焦虑障碍发作史的患者,患糖尿病、心脏病、心律失常等内科慢性疾病的比例高于一般人群。

躯体疾病继发的焦虑具有以下特点:一是缺乏明显的焦虑体验或伴发焦虑同时出现的生理症状;二是 35 岁以后出现焦虑症状,无焦虑既往史或家族史;三是无明显诱因或无回避行为,常规抗焦虑药物治疗效果不显著;四是病史或相关检查发现,如饮酒、咖啡因摄入、服用镇静催眠药物,或存在心律失常、甲状腺功能异常等。需要注意的是,多数焦虑患者在医疗机构就诊是以躯体症状为主诉的,而非情感症状,躯体症状的多样性和严重程度有时也会影响焦虑障碍的识别。

第七节 案 例 分 析

一、广泛性焦虑障碍

患者：吴女士,38 岁。

代主诉：反复担心、紧张、身体不适 3 年,加重 20 天。

现病史：2019 年,患者发现自己喉部长了泡,虽然没有感觉不舒服,但总是怀疑自己得了绝症,每天都担心这件事情,因为害怕又不愿去医院诊治。20 天后去专科医院就诊,考虑滤泡增生,无须特殊治疗。之后患者总是感觉喉咙不舒服,会无故紧张,但多次就诊检查结果均无异常。2020 年 6 月,患者经常无明显诱因地感觉头晕不适,反复担心自己患有重病,几乎每周要去医院检查,检查结果也均无明显异常,医生建议去精神科就诊。2020 年 7 月,至市精神卫生中心门诊治疗,具体诊断及用药不详,规律服药一个月后自觉病情无好转而停药,但仍然经常无故感觉紧张,时常感到胸闷、头晕、头痛,反复担心自己得了不治之症,多次因为身体不适去专科就诊,几乎每周都去医院,均无明显异常。2020 年 10 月,门诊诊断为"抑郁状态",先予氟西汀 20 mg/日药物治疗,病情未见好转,后换用舍曲林 50 mg/日,但患者仍觉各种躯体不适,后加予帕罗西汀 40 mg/日,疗效不佳,后换用舍曲林 100 mg/日,之后患者仍有各种身体不适,但不至于担心到总是去医院就诊。2022 年 5 月,患者自行停药,但仍然反复担心自己生了坏毛病,感觉身体各种地方疼痛、恶心甚至呕吐,晚上总是睡不着。2022 年 11 月 12 日,患者健身时突然感觉呼吸困难,休息后好转。之后开车回家时突然浑身发抖,越来越紧张,整个人僵住,感觉自己要死了一样,但去医院检查无异常。11 月 17 日凌晨 3 点,患者突然感觉浑身不能动,半边身体麻木,感觉自己要死了,要求家人用"120"送入院,到当地综合性医院后自行好转。患者担心自己病情持续加重,由家属陪同要求住院治疗。自发病以来,患者无外跑现象,无冲动、打人行为,否认有消极意念,无自伤、自杀等行为,近来进食好,夜间睡眠差,大小便无异常,体重 52 kg,近期体重无明显变化。

既往史:2017 年行剖宫产手术。患者否认有心、肝、肾等重大器质性疾病史,否认有肝炎、结核等急慢性传染病史,否认有感染、高热、惊厥、抽搐、癫痫、中毒、昏迷、骨折等病史,否认有输血史,否认有药物及食物过敏史,预防接种史按序进行,已接种新冠疫苗。

个人史:第一胎第一产,顺产,母孕期及幼时生长发育正常。适龄入学,中专毕业,学习成绩一般。毕业后一直从事个体工作,朋友关系融洽。否认有放射性物质、粉尘、化学物质、工业毒物接触史。2009 年自由恋爱结婚,2021 年因夫妻感情不和离婚,育有一女,体健。否认有不洁性交史,否认有不良嗜好史。月经史正常。病前性格好强。

家族史:患者否认两系三代有精神异常史。

(一)体格检查

体温:36.5℃;脉搏:65 次/分;呼吸:18 次/分;血压:108/62 mmHg。

(二)辅助检查

心电图、胸片、电解质、血常规及 CRP 均正常。

(三)精神检查

1. 一般情况

(1)意识:清晰。

- 叫什么名字? "吴××。"(对)
- 今年多大年纪啊? "38 岁。"(对)
- 你认识我吗? "不认识。"(对)

(2)定向:对时间、地点、人物能准确定向。

- 现在是什么时间? "中午。"(对)
- 这里是什么地方? "医院。"(对)
- 我是做什么的? "医生。"(对)

(3)仪态:仪态整,貌龄相符。

(4)接触:接触交谈合作。

（5）注意：主动注意力集中,能将注意力转向回答内容;被动注意无注意涣散及随境转移。

2. 感知

（1）错觉：未引出。

- 这是什么？"手机。"（对）
- 什么颜色？"黑的。"（对）
- 我手里拿的是什么？"笔。"（对）

（2）幻觉：未引出幻听、幻视、幻触、幻嗅等。

- 有看到什么奇怪的东西？"没有。"
- 身上会有虫爬的感觉吗？"没有。"
- 有闻到什么怪的气味吗？"没有。"
- 一个人的时候会听到奇怪的声音吗？"没有。"
- 吃的东西中有什么怪怪的味道吗？"没有的。"

（3）感知综合障碍：未引出时间、空间及形体等感知综合障碍。

- 有感觉时间忽快忽慢吗？"没有。"
- 有感觉房间忽大忽小吗？"没有。"
- 有感觉自己的手忽长忽短吗？"没有。"

3. 思维

（1）思维联想障碍：对答切题,思维连贯。

- 你是做什么工作的啊？"我是干个体的。"
- 你跟朋友关系处理得怎样啊？"还可以的,我有段时间没有那么难时还和朋友一起出去喝点酒,聚一下餐。"
- 你经常喝酒吗？"没有的,就很偶尔喝一点,平时都不喝的。"

（2）思维逻辑障碍：未引出逻辑倒错等。

- 红旗代表什么？"不代表什么。"
- 红旗是什么颜色？"红颜色。"
- 五星红旗代表是什么？"国旗。"

（3）思维内容障碍：未引出妄想。

- 平时觉得有人针对你吗"没有啊。"
- 会感觉有人要害你吗？"没有的。"

- 那你身体总是不舒服会觉得是有人给你下毒啊这样吗？ "没有的，没有这些想法。"
- 有没有觉得自己特别不好，没什么用？ "没有的。"
- 有没有感觉自己对不起家人，对不起朋友什么的？ "没有的。"
- 自己的想法不说出来别人会知道吗？ "不会知道的。"
- 自己有很大的本事吗？ "没啥本事的。"
- 感觉有仪器控制你吗？ "啥仪器会控制人啊。"
- 感觉有人监视你吗？ "没有。"

4. 情感

(1) 性质改变：紧张、焦虑、过度恐慌。

(2) 波动性改变：未见明显情感波动性改变。

(3) 协调性改变：情感协调。

- 你最近心情怎么样啊？ "我总是感觉很焦虑，很紧张，总是担心自己生了绝症。"（皱眉）
- 总是感觉不开心吗？ "没有总是觉得不开心，就是最近很恐慌，总是感觉这样。"
- 最近有无故特别开心的时候吗？ "没有的。"
- 什么时候开始的啊？ "2019年夏天的时候我刷牙时发现自己喉咙长了泡，我就怀疑自己得了什么绝症。"
- 当时喉咙有不舒服吗？ "没有不舒服的，就是无意中看见的。"
- 去看医生了吗？ "我很害怕，不敢去看医生，大概过了20天我才去看医生，但是我每一天都在担心这件事情，去看了之后医生说没什么，就是正常的滤泡增生，不要紧。"
- 那看完医生之后还担心吗？ "过了一段时间后我总感觉自己喉咙不适，我就又去医院做了喉镜，医生还是说没事，没有什么，我就是很紧张。2020年时总是觉得头晕，反复去医院，后来医生建议我去市精神卫生中心看看。"
- 市精神卫生中心诊断结果是什么？ "我不记得了。"
- 吃的什么药呢，吃完感觉好转了吗？ "药我也不记得了，我吃了一个月感觉没有什么效果就停了。"
- 后面还有来看吗？ "没有，我觉得我很远来一趟，跟医生10分钟都讲不到,我就不想来了。"

● 后面还是总是感觉身体不舒服吗?　"嗯,我总是感觉头疼头晕、胸闷胸疼,我总是去医院,几乎每周都去,检查总是没什么问题,后来我就来你们这边看。"

● 我们这边配的药吃着有效果吗?　"感觉效果也不明显,就是我还是总是身体不舒服,但是没有总跑医院了。"

● 那你后面为什么停药了啊?　"因为我就感觉总是治不好啊,没有希望,就停了。"

● 停了之后情况怎么样?　"还是感觉差不多,但是我大概20天前跳操的时候突然感觉喘不上来气,呼吸困难,休息了之后才好的。"

● 最近还是总担心自己得了绝症吗?　"是的,就感觉很恐慌,而且身体好疼,我现在跟你讲话胸口也还是在疼的。"

● 你觉得身体能放松吗?　"不能,我现在就觉得胸口疼,很难受。"

● 平时还要其他不舒服吗?　"有时候胃痛,感觉恶心,有时候还会呕吐。"

5. 意志行为

(1) 意志与意向:意志要求无明显减退及增强。

(2) 行为与动作:运动性紧张(头痛、无法放松),植物神经活动亢进(头晕、恶心、呕吐),睡眠障碍。

● 最近晚上睡得怎么样?　"晚上睡得不好,我躺在床上总是睡不着。"

● 一般多久能睡着?　"有时候凌晨一两点都睡不着。"

● 那你觉得睡得沉吗?　"睡着了还是睡得沉的,就是不容易睡着。"

● 平时总是会感觉身体不舒服吗?　"嗯,是的,我总是感觉身体疼,头疼、头晕,怀疑自己得了绝症,胸闷啊这样的。"

● 最近有觉得精力不够用,觉得很累吗?　"还好,就是身体难受,总不好,感觉好像治不好了,想到这里就觉得心情不好。"

● 有什么要求吗?　"想快点治好,我太难受了!"

● 想过怎么办吗?　"治好回家,我女儿还在家里。"

6. 智能

(1) 记忆:即时、近事、远事记忆无异常。

● 报个数你重复一下:652415。　"652415。"

- 你今天早上吃的是什么啊？ "稀饭。"（对）
- 你什么时候结婚的？ "2009 年。"（对）

（2）计算：正常。

- 50 元用掉 27 元还剩几元？ "还有 23 元。"
- 1/2＋1/2 等于多少？ "1。"
- 100－7－7－7……等于多少？ "93、86、79……"（对）
- 最后余数是多少？ "还有 2。"（思考片刻，对）

（3）常识：正常。

- 国庆节是哪天？ "10 月 1 日。"
- 劳动节是哪天？ "5 月 1 日。"
- 元旦是哪天？ "1 月 1 日。"

（4）判断：正常。

- 1 公斤铁、1 公斤棉花哪个重？ "一样重。"
- 长方形的四个角切掉一个角还剩几个角？ "五个。"
- 树上有 10 只鸟，开枪打死 1 只还剩几只？ "没有了，剩下飞掉了。"

（5）理解力：正常。

- 坐井观天是什么意思？ "坐在井里看天，看到的范围小。"
- 此地无银三百两是什么意思？ "想隐瞒实情，结果反而暴露。"
- 芝麻开花节节高是什么意思？ "越来越好。"
- 竹篮打水的后半句是什么？ "一场空。"

（6）自知力：部分。

- 你知道你得的什么病吗？ "知道，就是焦虑、抑郁吧。"
- 你从哪里了解的？ "我看门诊啊，我知道的。"
- 来医院做什么知道吗？ "来治疗的。"
- 那你觉得我们治疗主要需要解决什么问题？ "主要是解决睡眠不好，身体难受的问题。"

（四）诊断

意识清，定向全，仪态整，注意力集中，接触交谈合作，对答切题，思维连贯，否认幻觉、妄想，情感协调，情绪紧张，焦虑，恐慌（总是觉得自己得了绝症），运动性紧张(头痛、无法放松),植物神经活动亢进(头晕、恶心、呕吐),睡眠障碍,意志要求未见明显改变,智能未见异常,自知力部分。根据 ICD－10 诊断要点,结合病史、体检及精神检查,诊断:广泛性焦虑障碍。

1. 根据 ICD－10 诊断标准

诊断要点:

(1)临床特征:情绪紧张,焦虑,恐慌(总是觉得自己得了绝症),运动性紧张(头痛、无法放松),植物神经活动亢进(头晕、恶心、呕吐),睡眠障碍。

(2)病程标准:总病程 3 年。

(3)分型标准:符合广泛性焦虑障碍的诊断,一是有过度担忧、恐慌(感觉自己得了绝症,感到忐忑不安等),二是存在运动性紧张(紧张性头痛,无法放松),三是神经活动亢进(恶心、呕吐等)。

2. 严重度及风险评估

自知力部分,社会功能受损:

(1)攻击风险评估分:1 分,提示一般风险。

(2)自杀风险评估分:3 分,提示低风险。

(3)出走风险评估分:0 分,提示一般风险。

(4)健康风险评估分:1 分,提示存在风险。

(五)鉴别诊断:疑病障碍

患者反复怀疑自己得了绝症,故需与疑病障碍相鉴别。患者长期相信表现的症状隐含着至少一种严重躯体疾病,反复检查也未能找到充分的躯体解释;或存在持续性的先占观念,认为有畸形或变形,总是拒绝或暂时接受多位不同医生关于其他症状并不意味着躯体疾病或异常的忠告。患者虽然总是怀疑自己得了绝症,但是经医生解释后能听,且躯体治疗无好转后能在医生建议下配合精神专科诊疗,故暂不考虑疑病障碍。

(六)治疗方案

患者既往服用舍曲林,疗效一般,近 5 个月未曾服药,目前存在明显的焦虑情绪,躯体不适。艾司西酞普兰属于 SSRIs 药物,在改善焦虑情绪方面疗效好、起效快,故本次换用艾司西酞普兰、曲唑酮改善患者焦虑情绪及夜间睡眠,根据病情变化调整药物剂量。

二、混合性焦虑和抑郁

患者：李某，男，35 岁。

代主诉：经常不开心 3 年，乱发脾气 2 年半，加重 1 个月。

现病史：2019 年患者因怀疑妻子出轨同事，渐出现情绪低落，开心不起来，焦虑紧张，感到很烦躁，乱发脾气，经常睡不着觉。当时家属带其至某省精神病医院住院治疗，诊断为"焦虑性抑郁症"，予舍曲林 100 mg/日、奥沙西泮片 30 mg/日药物治疗。住院两天后患者便强烈要求出院。出院后患者自觉没病便拒绝服药。之后与妻子离婚，并一直独自居住，具体表现不详。家中两个孩子由患者父母管理日常生活。近两年，患者的工资入不敷出，故仅在需要父母接济时主动联系，平时对父母的关心置之不理，甚至会对父母大发脾气。一个月前患者擅自外出欲寻找工作，因未找到工作居无定所，便于 3 月 26 日从外地坐火车至上海。在公园闲逛，以长凳为床，遂由保安报警，警察到场对其例行询问，当时患者情绪时而激动，时而对警察的询问置之不理，且出现欲翻越江堤防护墙和将自己的手机砸毁等行为。警察带其回派出所后联系其父亲，得知患者有精神异常史。故在得到患者家属同意后于今日带其至我院要求住院治疗，门诊以"混合性焦虑和抑郁障碍"收治。自发病以来，患者无外跑现象，有冲动、打人行为，无自伤、自杀等行为，近来进食差，夜间睡眠差，大小便无异常，体重无明显变化。

既往史：患者否认有心、肝、肾等重大器质性疾病史，否认有急慢性传染病史，否认有感染、高热、惊厥、抽搐、昏迷、中毒、癫痫、骨折等病史，否认有输血史，否认有食物及药物过敏史，预防接种史按序进行。

个人史：系父母抱养，幼时生长发育无异常。适龄入学，父母对其较为宠爱，初中毕业后一直从事油漆工工作。2010 年经人介绍结婚，婚后育有两个儿子。2012 年 7 月办理大病退养协议后一直赋闲在家。与父母关系一般，平时不往来。否认有放射性物质、粉尘、化学物质、工业毒物接触史。否认有不洁性交史，否认有不良嗜好史。病前性格：少言不合群，内向。

家族史：患者否认两系三代有精神异常史。

(一) 体格检查

体温：36.7℃；脉搏：66 次/分；呼吸：18 次/分；血压：112/82 mmHg。

(二) 精神检查

1. 一般情况

(1) 意识：清晰。

- 叫什么名字？ "李×。"(对)
- 父亲叫什么名字？ "李××。"(对)
- 你认识我吗？ "不认识。"

(2) 定向：对时间、地点、人物能准确定向。

- 现在是什么时间？ "上午。"(对)
- 这里是什么地方？ "医院。"(对)
- 我是做什么的？ "医生啊。"(对)

(3) 仪态：仪态欠整，浑身散发异味。

(4) 接触：接触欠合作。

(5) 注意：主动注意力集中，能将注意力转向回答内容；被动注意无注意涣散及随境转移。

2. 感知

(1) 错觉：未引出。

- 这是什么？ "手机啊。"(对)
- 什么颜色？ "黑的。"(对)
- 我手里拿的是什么？ "笔。"(对)

(2) 幻觉：未引出幻觉；

- 一个人的时候能听到别人跟你说话的声音吗？ "没有，我又没病，谁有病谁知道。"
- 有看到什么奇怪的东西吗？ "没有。"
- 身上会有虫爬的感觉吗？ "没有。"
- 有闻到什么怪味道吗？ "没有。"(逐渐不耐烦)

(3) 感知综合障碍：未引出时间、空间及形体等感知综合障碍；

- 有感觉时间忽快忽慢吗？ "没有。"
- 有感觉房间忽大忽小吗？ "没有。"
- 有感觉自己的手忽长忽短吗？ "没有。"

3. 思维

（1）思维联想障碍：对答欠切题，需反复询问，诱导，思维连贯。

- 以前住过医院吗？ "没有，我又没病，谁说我有病。"
- 警察说你之前有住过，能具体说一下吗？ "哪个警察，你让我跟他对话，我没病。"
- 在医院里面也有证明你住过的啊？ "好吧，我当时是去住了两天。"

（2）思维逻辑障碍：未引出逻辑倒错等。

- 你这次从家里出来跟你父母说了吗？ "没有，我自己的事情为什么要跟他们说。"
- 他们是你的父母，出门要告知的。 "……"（头偏向一侧，沉默）
- 现在要跟父亲通个电话吗？ "不要，我不要用你的电话。"
- 为什么不能用我的电话 "就是不行，没有为什么。"
- 我的电话被监听了吗？ "……"（头偏向一侧，沉默，偶尔发出痴笑）

（3）思维内容障碍：未引出妄想。

- 为什么说之前住院都是因为你老婆？ "就是因为她出轨。"
- 有直接抓到吗？ "就是一大清早的我看到她和我朋友在我父母家里，但是我父母都不在。"
- 你老婆那时候不和你在一起？ "就是前一天晚上还在一起的，早上醒了就看到了。"
- 他们承认吗？ "他们肯定不承认啊，但是我都看到了。"
- 这次呢？ 和警察为什么发生了冲突？ "就是我从家里出来，想找工作的，但是一直找不到，去杭州找不到，来上海也找不到。后来没地方住，我就找了个椅子睡觉。"
- 警察是怎么找到你的？ "可能因为就我一个人在那里吧。"
- 之后为什么起冲突？ "就是他们问东问西，我说关你什么事，他们就对我态度很差，我脾气也上来了，就和他们吵起来，把手机也砸了。"
- 有觉得他们是故意搞你吗？ "也不算吧，现在想想都是我运气太差了，命不好。"

4. 情感

（1）性质改变：低落。

（2）波动性改变：情感平淡。

（3）协调性改变：情感协调。

- 有什么特别开心或难过的吗？ "没有，说了又有什么用呢？"
- 现在心情怎么样？ "就想回家。"
- 你具体说一下，我们好分析你什么时候回家？ "就是找工作的时候开始，一直找不到，就很烦躁，然后头晕，哪哪都不舒服。"
- 之前有过吗？ "之前就是上次住院之前，也是天天睡不好，心情很差，每天什么都不想做。"
- 之后有缓解点吗？ "没有，反正之后脾气也不好，但是我是真的心里太烦了。"
- 当时身体有什么不舒服的感觉吗？ "就是之后偶尔会觉得紧张、头晕，然后出冷汗，整个人都很烦躁。"
- 这个状态持续了多久？ "有 3 年吧，断断续续的都会这样。"
- 有想过活得太累，有自杀的想法吗？ "确实活得很累，但是没有。"
- 平时有什么感兴趣的事情吗？ "没有，什么都不想做。"

5. 意志行为

（1）意志与意向：意志要求减退。

（2）行为与动作：偶尔发出痴笑，频繁拨弄手指，拒绝眼神交流。

- 之后有什么打算吗？ "就想回家，这次回家后我就不出来了，在家种地。"
- 两个孩子呢？ "就让我爸妈带着。"
- 你自己的孩子自己不带？ "……"（偏头痴笑，沉默）

6. 智能

（1）记忆：即时、近事、远事记忆无异常。

- 报个数你重复一下：6458217。 "6458217。"
- 反过来读一下呢？ "7128546。"（思考了一下，对）
- 你今天早上吃的是什么啊？ "粥。"（对）

（2）计算：正常。

- 1/2＋1/3 等于多少？ "5/6。"（对）
- 100－7－7－7……等于多少？ "93、86、79……"（对）
- 最后余数是多少？ "2。"

（3）常识：正常。

- 国庆节是哪天？ "10 月 1 日。"
- 劳动节是哪天？ "5 月 1 日。"
- 元旦是哪天？ "1 月 1 日。"

（4）判断：正常。

- 1 公斤铁、1 公斤棉花哪个重？ "一样重。"
- 长方形的四个角切掉一个角还剩几个角？ "三个吧，五个也可以。"
- 树上有 10 只鸟，开枪打死 1 只还剩几只？ "没有了。"

（5）理解力：正常。

- 坐井观天是什么意思？ "目光狭窄。"
- 此地无银三百两是什么意思？ "自欺欺人。"
- 竹篮打水一场空是什么意思？ "白忙活。"

（6）自知力：无。

- 觉得自己有什么毛病吗？ "没病。"
- 为什么送你来？ "就是警察送我来的。"
- 你觉得自己有必要住院吗？ "没有。"

（三）诊断

意识清，定向全，仪态欠整，注意力集中，接触交谈欠合作，多次反复讯问后能勉强进行问答，否认幻觉妄想，思维连贯，情绪低落，意志要求减退，存在植物神经活动亢进，总感到神经紧张、心悸、头晕。交谈中双手轻微颤抖，智能无异常，自知力无。根据 ICD-10 诊断要点，结合病史、体检及精神检查，诊断：混合性焦虑和抑郁障碍。

1. 根据 ICD-10 诊断标准

诊断要点：

（1）临床特征：注意力不集中，情绪低落，兴趣和愉快感丧失；3 年内总感到神经紧张、心悸、头晕。交谈中,患者眼神闪避,不正面回答部分问题,问及精神病史,选择不作回答。

（2）分型标准：同时存在焦虑和抑郁障碍,但两组症状分别考虑时均不足以符合相应的诊断。

（3）病程标准：总病程 3 年。

2. 严重度及风险评估

自知力无,社会功能受损：

（1）冲动风险评估分：4 分,中度风险。

（2）自杀风险评估分：3 分,低风险。

（3）出走风险评估分：1 分,一般风险。

（4）健康风险评估分：0 分,不存在风险。

（四）鉴别诊断：抑郁发作

抑郁发作临床以心境低落、思维迟缓、认知功能损害、意志活动减退和躯体症状为主。患者目前有兴趣和愉快感缺失,焦虑,夜间睡眠差,故需与之鉴别。但患者并无抑郁症明显的思维迟缓,认知功能损害及晨重暮轻等表现,故依据不足,暂时不考虑抑郁发作。

（五）治疗

患者入院后予舍曲片药物治疗,最大剂量为 100 mg/日,改善情绪,缓解焦虑,治疗 2 个月后,患者情绪平稳,焦虑抑郁情绪较前明显好转。自动出院,出院后能坚持服药,门诊随访 1 年后,病情稳定。

第三章　强迫障碍

第一节　概　述

强迫障碍最初归类于神经症类别中,之后又将其归类于焦虑障碍。随着人们对强迫障碍的深入研究,又将其从焦虑障碍中单独分离出来,将强迫障碍作为一个新的疾病分类,与焦虑障碍并列,做此修改的原因:一是症状表现的侧重点不同,焦虑障碍以心理和躯体的焦虑反应为主,而强迫观念和行为是强迫障碍的核心,虽然强迫障碍多伴随有焦虑症状,但表现不稳定且异质性较大;二是可从分子、遗传及脑网络层面上鉴别这两类疾病;三是治疗焦虑障碍首选药物,但强迫障碍推荐使用心理治疗,如暴露-反应阻断疗法等。

强迫障碍(obsessive compulsive disorder)又叫强迫性神经症,核心症状是以反复持久出现的强迫观念(obsession)或者强迫行为(compulsion),或两者同时存在为特征的神经症性障碍。患者明知这些观念及行为没有现实意义,没有必要,是多余的;患者有强烈的摆脱欲望,但却无法控制,因而感到十分苦恼。

这类疾病症状怪异且多变,令临床医生难以与其他常见精神障碍相鉴别,再加上强迫障碍患者对药物及心理治疗反应不良,都让强迫障碍的诊断和治疗变得较为棘手。

一、强迫障碍的渊源和发展

200 多年以前,曾经用"疯""妄想"等词汇描述强迫障碍,如称为"犹豫不决的强迫思维妄想、情绪性妄想"等。强迫障碍的历史最早来自 1838 年法国精神病学家 Esquirol 的一例报告,患者表现出独特的对行为和思维的强迫性怀疑。1861 年,Morel 描述了类似病例,创用"强迫观念"一词,并称其为"情绪性妄想"。1866 年,Morel 正式提出"强迫障碍"这一名称,认为它是一种情感性疾病。1878年,Westphal 归纳了前人的看法,并提出强迫观念是一种独立于任何情感之外的疾病,将强迫与情感疾病区分开来。1903 年,Janet 使用"精神衰弱"一词,其中包括了强迫观念的概念。其后 Sigmund Freud 在神经症的分类中，把强迫障碍作为独立的疾病，在地位上和癔症并列，归入精神神经症的一类分类，并对强迫障碍的机理进行了深入的研究。Freud 指出强迫观念是一种变相的自我谴责，它从压抑中重现出来，往往与某些性心理有关；继发的强迫行为，是成功防御/压抑之后内容重现的结果。他强调强迫障碍患者潜意识中的仇恨和施虐性驱力的重要性，并认为强迫障碍是退行到肛欲期的假说。Foa 等（1985）曾经从强迫与焦虑的关系上重新定义强迫障碍，他将强迫观念定义为激起焦虑的想法、想象和冲动；将强迫行为定义为用来缓解焦虑的行为与认知反应。比较趋近于现代认识观点的是 1925 年 Schneider 的定义：一种意识的内容，出现时主观上受强迫的体验，患者无法排除，平静时又认识到是毫无意义的。他从患者的自身体验和表现上都概括了疾病的特点。以上的历史性的研究都代表着不同历史阶段对强迫障碍研究的结果。

二、患病率

强迫障碍的流行病学调查较躯体疾病调查困难。一方面是由于强迫障碍的知识不普及，症状常常被忽视。另一方面是因为患者担心自己的奇怪想法被人发现，常常努力控制自己的想法和行为不外显。

世界范围内报告的强迫障碍终生患病率为 0.8%～3.0%，介于常见精神疾病焦虑和抑郁障碍（5%～10%）与不常见但严重致残的精神疾病精神病性障碍（将近 1%）之间。加拿大的强迫障碍终生患病率为 1.6%～3.0%，美国的终生患病率为 2.3%，英国的时点患病率为 1.11%。国内报告的强迫障碍患病率总体上低于多数西方国家，时点患病率为 0.10%～0.30%，终生患病率为 0.26%～0.32%，个别研究终生患病率高达 2.50%。

大多数流行病学研究提示，儿童强迫障碍的患病率为 2%～4%，平均起病年龄为 7.5～12.5 岁，约 20% 的强迫障碍患者在 10 岁或更早的年龄出现强迫症状。儿童强迫障碍具有双峰年龄分布，第一个峰值在 11 岁，第二个峰值在成年早期。儿童强迫障碍患者男性多于女性，男女比为 3：2。但从青春期开始，男性和女性的患病率近似相同，女性稍高。

三、发病年龄

各国家研究报告的强迫障碍平均发病年龄在 19～35 岁,至少三分之一在 15 岁以前发病。发病有两个高峰期,即青少年前期和成年早期。因为大部分跨国流行病学调查所选择的样本均为 18 岁以上的成年人,其平均发病年龄为 25 岁以前,只有一小部分在 35 岁左右。我国台湾地区报道,强迫障碍平均发病年龄为 34.6 岁。2010 年,北京强迫障碍调查显示,首次发病的年龄中位数为 22 岁。但较早的报道中曾出现 2 岁、6 岁、8 岁的儿童病例。童年发病的强迫障碍有较高的家族倾向和遗传风险,常合并抽动、破坏性冲动行为和精神发育迟滞,预后较差。

四、治疗现状

强迫障碍位列世界卫生组织排名第十位的致残性疾病,在 15～44 岁女性中甚至成为前五位致残性病因。美国全国共患疾病调查(national comorbidity survey,NCS)结果表明,强迫障碍是仅次于抑郁症、酒精依赖和恐惧症的第四种常见病。

强迫障碍是致残性较高的疾病,它对个人功能、生活质量和家庭功能都有影响。一些研究发现,强迫障碍患者功能受损程度与糖尿病、抑郁障碍、焦虑障碍及精神分裂症等各种疾病的功能损害相似。英国的一项研究显示,强迫障碍组自杀风险高于正常对照组及其他焦虑障碍组。美国的 Eisen JL 所做的随访研究发现,三分之一的患者因为症状而无法工作,生活质量的各个维度都显示出严重的损害,包括工作能力、操持家务、主观健康感受、社会关系及享受休闲生活的能力。

尽管强迫障碍致残性较高、治疗选择多,但很多患者却不寻求医治。流行病调查显示,只有 34% 的患者寻求医学治疗,从症状出现到确诊大概平均要经历 17 年时间。一项研究表明,50% 的患者在就医行为前的 20 年中就已经出现强迫症状。强迫障碍患者久未寻求专业治疗的原因包括:对疾病缺乏正确认识、认为强迫症状很奇怪但不认为是疾病表现、对于强迫症状感到难堪而隐瞒、认为疾病可以自愈、不知如何求助等。所有这些因素与精神健康知识贫乏及疾病自知力有关。国内曾有针对普通人群特定精神障碍知晓率的调查,结果显示强迫障碍知晓率最低。

以往的研究和临床中低估强迫障碍的原因可能有:

（1）患者对他们自己稀奇古怪的症状羞于开口,不愿主动地暴露给医生。

（2）医务人员尤其是综合医院的医务人员缺乏对强迫症状多样性的认识。

（3）临床的强迫障碍患者常有抑郁症病史,不少还伴有焦虑,这些混合存在的临床表现使患者常被误诊为抑郁障碍、焦虑障碍,而始终没有进入强迫障碍的诊断范畴。强迫障碍患者有大量的情绪体验和强迫症状共存,医生有时只是停留在对一些情绪体验的识别上,忽略了对其后隐藏的强迫症状的关注和询问,而患者也就因此延误了治疗,对长久病情的恢复和疾病预后产生不良影响。

（4）在常规精神状态检查中,医生没有询问有关筛选强迫障碍的症状,如反复洗手、检查、摆脱重复不必要的观念等,使症状漏诊。

第二节　病因和发病机制

一、遗传因素

强迫障碍发病与遗传因素有关,强迫障碍患者的一级家属的各类精神障碍患病率高于健康人群。患者一级亲属的总体发病率为 10.0%～22.5%,明显高于正常人群。另外,针对单卵双生子的研究显示,强迫障碍共同发病率为 63%～87%。有研究发现双卵双生子患病一致率达 22%～47%,有代表性的遗传度估计占总体的 27%～49%。

二、神经生化

目前研究发现,5-羟色胺、去甲肾上腺素、多巴胺和谷氨酸这四类神经递质失衡可能与强迫障碍发病有关。如氯米帕明对强迫障碍的疗效明显优于对照组,而氯米帕明主要作用于 5-羟色胺系统;可乐定对强迫障碍的治疗也有一些效果,可乐定会影响去甲肾上腺素系统;多巴胺阻断剂可对伴有抽动症的强迫障碍治疗有效,也就是说,多巴胺至少在强迫障碍的某一亚型中起重要的作用;强迫障碍患者脑脊液中的谷氨酸与正常人相比明显升高,提示谷氨酸与强迫障碍相关。

三、神经内分泌

神经内分泌紊乱与强迫障碍发病相关。与正常人相比,强迫障碍患者基础或刺激状态下丘脑下部-垂体激素水平存在异常。强迫障碍患者脑脊液中血管加压素水平升高,并与强迫障碍的严重程度相关;强迫障碍患者脑脊液中促肾上腺皮质激素释放因子(CRF)浓度高于正常对照组。除此之外,强迫障碍患者血浆中基础可的松水平高于正常对照组。

四、神经免疫学

之前一项有关链球菌感染与强迫障碍关系的研究发现,由链球菌感染引起的风湿热患者中,约 10%～30%的患者会出现强迫症状。据此推测,感染或免疫中介因素可能至少在某种亚群的强迫障碍患者中起一定作用。

五、神经电生理

事件相关电位(event-related potential,ERP)波形通常用正峰和负峰来描述,并用 P1、P2 和 N1、N2 等代号来表示波形的极性与所在的时间段或达到峰值的位置,如 N1 表示波形中的第一个负峰,P2 表示第二个正峰。ERP 对强迫障碍的研究发现,强迫障碍加快了与刺激相关的过程,表现为短的 N2 和 P3 潜伏期;在与刺激无关的过程的损害,表现为长的 N1 潜伏期以及降低的 N2 波幅,推测是强迫障碍患者认知过程的加快。

六、神经心理学

神经心理学对强迫障碍的研究发现,强迫障碍的发病机制涉及眶额叶皮层(OFC)、尾状核、丘脑等部位,且与病情严重程度相关,各脑区通过精确复杂的方式互相作用,进而形成皮层-基底节及额叶-丘脑-皮层环路功能失调。

七、神经影像学

神经影像学对强迫障碍的研究结果表明,强迫障碍不是由于大脑局部脑区结构或功能异常引起的,而是由脑通路功能异常所致。强迫障碍患者脑通路功能异常的主要表现为脑之间功能活性及功能连接的异常,集中于后扣带回、腹侧前扣带回、背内侧前额叶网络脑区功能异常。

八、强迫障碍的心理及社会因素

社会、心理因素在强迫障碍的发病中起了重要的作用。如童年或成长过程中所经历的各种创伤、不利于人格成长的家庭和环境、持久的心理社会冲突、认知信息加工超载等各种因素，都会对个体的人格、心理素质有不利影响，这些也通常是强迫障碍的影响因素。

心理因素在某种程度上会诱发强迫障碍，尤其是急性起病的患者。在慢性发病的患者中，相当一部分患者可以追溯到来自日常生活的压力，如人际关系冲突、学习（工作）压力、恋爱挫折等，对女性而言，怀孕、分娩、流产等更易诱发强迫障碍。

有关追求完美主义和精神内向性的个体研究发现，追求完美主义和精神内向性的个体倾向于自我内省，以自我为中心，较少向外探索，把活动目标拘泥于自身，对自己的躯体和精神方面的不快、异常和疾病等方面特别关注，并经常为此感到忧虑和担心，被自我内省所束缚。

有关强迫障碍患者的家庭环境和父母教养方式的研究发现，家庭环境以及父母的教养方式与子女患强迫障碍有显著的相关性。家庭中成员间亲密程度低、矛盾冲突较多、父母过度保护、父母过度控制给予等，其子女更易患强迫障碍。在这种家庭环境下，个体不确定他们被爱、被需要的程度，自我价值程度低，个体出现强迫问题的风险会升高。

精神分析理论认为，强迫障碍的症状特征受到两个力量方冲突的影响：一种力量来自成长过程中的"本我"的本能力量受压抑，即攻击性和冲动性这一方；另一方是"自我"和"超我"中对自我控制和约束的力量。因此，强迫障碍状被理解为是不被接受的攻击和冲动的本能以症状的形式得以释放，或者受到严厉的"超我"对自我的一种惩罚。

认知行为取向的理论学家对强迫障碍提出了一系列的理论假设。如出现持续的、侵入性的、引发焦虑的想法（强迫性思维）是强迫障碍的一个明确特征。在认知理论中，健康人也会偶然体验过短暂的侵入性想法，但健康人可以消除这些想法，而强迫障碍患者对这些想法的解释方式是病理性的。这些想法会导致强迫障碍患者的特征性焦虑、抑郁和内疚感。Beck的认知理论模型描述了侵入性想法会导致强迫性焦虑和仪式动作的机制。如对于屋子会着火这样一个侵入性想法，没有强迫障碍的人可以轻易地消除这种想法，但对强迫障碍患者却会激活关于责任感的歪曲信念并伴有强烈的焦虑，因此强迫障碍患者会感到自己有责任防止这个可怕的灾难性结果。然而这个责任感是被夸大的，这又会导致强迫行为（如返回家中检查煤气的情况）。

　　文化和社会习惯的差异也是影响强迫障碍的一个重要因素，虽然这些因素可能并不是其核心因素，但是不同的社会文化背景对强迫障碍可以表现为直接影响，如宗教对个体的影响（严格的宗教信仰和僵硬的道德标准会使个体过度强调想法，因而也成为强迫障碍的危险因子），同时也可以是间接影响，如文化通过媒介最终使不同文化背景的强迫障碍在症状内容方面出现差异。

第三节　临床表现

强迫障碍是一种以强迫思维或强迫行为为主要特征的精神障碍。症状形形色色,涉及多个领域,如感觉、知觉、情感、社会关系和多种多样的动作行为。症状的异质性很强,同一患者报告很多不同的强迫思维和行为;不同的患者所具有的症状可以完全不同,从而导致诊断困难。

一、强迫症状分类

(一) 强迫思维

强迫思维指反复出现、持续存在、不恰当地闯入头脑中的一些想法、表象和冲动。患者能认识到这些想法是无意义的或攻击性的,但却无法停止或控制它们,因此引起明显的焦虑和痛苦。常见的强迫思维包括:怕脏,怕给自己和他人带来伤害,要求对称、精确、有序,对宗教或道德的关注等。具体分类如下:

1. 强迫表象

在头脑里反复出现过去感觉到的体验(如一些恐怖的画面、表情、声音等),常常具有令患者不愉快甚至厌恶的内容。如患者脑中不断闪现刚刚看过的广告字牌、路标、行人、小鸟等,像放幻灯片一样播放,越是极力控制不想却越频繁闪现,为此非常苦恼;脑子中在开始努力学习时会反复浮现过去听过的歌曲的声音。

2. 强迫联想

反复联想会发生一系列不好的事件,虽明知不必要,却克制不住,并引发情绪紧张和恐惧。

3. 强迫回忆

反复回忆曾经做过的日常琐事,虽明知无任何意义,却无法摆脱、挥之不去。

4. 强迫怀疑

对自己已完成的事情不确定,产生不必要的疑虑,要反复核实。如离开房间前疑虑门窗是否确实关好,反复数次回去检查,否则会焦虑不安;刚刚看过的句子,明明看得清清楚楚,但是总感到没有看清,要反复读。

5. 强迫性穷思竭虑

对一些毫无意义的"问题"进行反复思考、刨根究底,明知毫无意义,却不能停止。如反复思考"为什么1天是24小时?""为什么1加1等于2,而不等于3?"等问题。

6. 强迫对立思维

两种对立的词句或概念反复在脑中相继出现,自知毫无意义,却不能释怀并感到苦恼和紧张。如想到"高尚"立即想到"卑鄙"、说到"白天"时会想到"黑夜"等。

(二) 强迫行为

强迫行为指患者感到不得不反复进行的行为或精神活动,这是为了阻止、抵消和控制强迫观念所带来的不适感和焦虑而出现的一些仪式性的反复的行为动作。常见的强迫行为包括清洁(如洗手或洗澡)、计数、重复、检查、祈祷、触摸、寻求保障、仪式化的回避等。

1. 强迫清洗

为了消除对脏物、毒物或细菌污染的担心,常反复洗手、洗澡或洗衣服。有的患者不仅自己反复清洗,而且要求与自己一同生活的人,如配偶、子女、父母等也必须按照他的要求彻底清洗。

2. 强迫检查

通常与强迫疑虑同时出现,对明知已做好的事情不放心,反复检查。如反复检查门窗是否关好、反复核查账单、信件或稿件等。

3. 强迫计数

不可控制地数台阶、电线杆、门窗、地板砖数,做一定次数的特定动作,否则会感到不安,若怀疑遗漏,要重新数起。

4. 强迫仪式动作

在日常活动之前,先要做一套程序化的动作,如睡前要按一定程序脱衣物并按固定的规律放置,否则会感到焦虑不安并重新穿戴整齐,再按程序脱下,方可安然入睡。

5. 强迫性注视

患者会注视某种自己认为不该看的物体,如与人交往时会注视他人的隐私部位等并且越控制却越想看,会注视余光中出现的人物或物品等。

(三) 强迫意向

在某种场合下,患者会出现一种明知与自己意愿相违背的冲动,却不能控制这种意向的出现,苦恼不堪。如母亲抱小孩走到河边时,突然会产生将小孩扔到河里去的想法,虽未实际发生,但患者会因为这种冲动而十分紧张、恐惧;看到刀子,就会出现想捅人的冲动,并且担心自己真的会这样做,为此恐惧不安。

(四) 强迫情绪

主要是不必要的担心和恐惧,担心自己的情绪会失去控制,如害怕自己会发疯,会做出违反法律或道德的事。

强迫障碍患者的强迫症状可以时重时轻,这个时重时轻可以表现在一个患者的病程中,也可表现在不同患者之间。同一种症状在同一个患者病程中,当患者心情欠佳、傍晚、疲劳或体弱多病时,症状可能变得比较严重。女性患者在月经期间强迫症状可加重。而患者在心情愉快、精力旺盛或工作、学习时,强迫症状可减轻。这种波动在整个病程中表现得更为突出,如患者可能在某段时期内某个症状比较多见,而在另外一段时期内完全只有其他几个症状。有的症状可以终生一直伴有,有的症状可能一生只出现一次。所以在长达一生的症状演变中,每个患者都有不同的症状经历。当然,同一种症状在不同患者之间的严重程度不同是可以理解的,如有的患者的强迫清洁一天中只发生几次,有的可以是强迫清洁几个小时甚至一整天。所以在评价一个强迫障碍患者的强迫症状时,既需要横向的评价,也需要纵向的评价。评价时需要同时注意患者自身的症状体验,也需要注意和其他患者的对比,这样才能更好地理解患者的症状。

二、强迫障碍的基本特点

目前公认的强迫障碍是一种重复出现、缺乏现实意义的不合情理的观念、情绪意向或行为,患者虽然力图克制但又无力摆脱的一种神经症。患者普遍认识到这些都是自己大脑中的产物,并且其表现往往是不合情理的或者是过度的,但是这种自知力因人而异,现在已经发现一种自知力不良的强迫障碍亚型。儿童和青少年并不能认识到强迫观念或者强迫行为是不合情理的或者是过度的。

三、强迫障碍的其他表现

强迫思维或行为可以引起明显的情绪反应,如焦虑、抑郁及恐惧,并且因为强迫的表现浪费大量时间,往往会影响患者的日常功能。表现在工作效率降低、生活质量下降、疏于自我照顾、回避某些环境和情境,甚至强迫他人顺从自己的强迫表现而干扰他人生活。长期病程的患者往往有人格和行为方式(如动作迟缓)的改变。

抽动症状很可能被误诊为强迫行为,在儿童期、青少年期起病的强迫障碍患者中,常合并存在抽动等肌肉运动异常表现。一般而言,抽动之前会出现局部躯体不适感,抽动后可缓解。运动抽动症状包括发声抽动、局部肌肉或肢体的抽动及不自主重复行为(如鼓掌或抚摸某物品等)。如果该行为被重复了某一确定的次数或按一定的顺序实施,发生在固定的时间,继发于强迫思维,患者试图减轻焦虑或防止危害,则该行为是强迫行为而非抽动。然而,复杂的抽动行为和类似抽动的强迫行为之间的界限有时是模糊的,仍有待进一步的研究。

在强迫障碍慢性病程中,有13.3%的患者出现了一过性精神病性症状,但这些是可逆的,包括幻视、非评论性幻听、牵连观念、被害妄想、现实解体。从精神病性症状存在的时间看,病程最长不超过3个月,最短2周,不需要长期使用抗精神病药物治疗,且不会出现精神分裂症的精神衰退现象。从治疗角度看,单纯抗精神病药物并不能有效治疗强迫障碍症状,而抗强迫药物也不能有效治疗患者的精神病性症状。两种药物的合并治疗是较为理想的选择。

第四节　诊断与鉴别诊断

一、诊断

目前常用三个体系对强迫障碍进行诊断。

(一) DSM-5分类

（1）强迫思维或者是强迫动作，或者两者都存在。

强迫思维的定义为以下两点：一是在病程中某一段时间重复性的体验和持久性的思想、冲动或想象，会很不合适地闯入头脑，以致引起显著的焦虑或痛苦烦恼；二是患者企图忽视或压制这些思想、冲动意念或想象，或者用其他思想或行动来中和它们。

强迫动作的定义为以下两点：一是患者感到为了被迫作为强迫思维的反应或按照应该僵硬执行的规则而不得不进行的反复行为（如洗手、排次序、核对）或精神活动（如祈祷、计数、默默地重复字词）；二是目的在于预防或减少痛苦烦恼或为了预防某些可怕的事件或情景而进行这些行为或精神活动；然而这些行为或精神活动实际上并不能起到所设计的中和或预防作用，或者实际上是明显的过分表达（孩子可能无法表达这些行为或精神活动的目的）。

（2）这种强迫思维或强迫动作产生了明显的痛苦与烦恼，有时是费时的（1天花费1小时以上）或明显地干扰了正常的日常活动、职业（或学生）功能、平常的社交活动或关系。

（3）此障碍并非由于某种药物（如某种滥用药物、治疗药品）或由于一般躯体情况所致的直接生理性效应。

（4）其他精神障碍的症状不能很好地解释这个疾病（如：广泛性焦虑中的过分担心，躯体变形症中的过分考虑自己的外貌，囤积症中的难以丢弃或难与物品分离，拔毛癖中的拔除毛发，刻板运动障碍中的刻板行为，进食障碍中的纠结于食物,物质滥用障碍中的沉湎于滥用药物,疑病症中的沉湎于患有重病,性变态中的沉湎于性冲动欲望或性幻想,破坏性、冲动控制和行为障碍,抑郁症中的反复地自责自罪,精神分裂症谱系和其他精神疾病中的沉湎于思维插入或妄想,孤独症谱系障碍中的重复的行为模式)。

(二)ICD‐10:F42 强迫性障碍

(1)症状特点:必须是被看作患者自己的思维或冲动;必须至少有一种思维或动作仍在被患者徒劳地加以抵制,即使患者不再对其他症状加以抵制;实施动作的想法本身是令人不愉快的(单纯为缓解紧张或焦虑不视为这种意义上的愉快)。

(2)时间标准:必须在连续 2 周的大多数时间中。

(3)程度标准:影响社会生活。

(4)鉴别诊断:急性发作时优先诊断首先出现的症状,如果都不占优势,一般将抑郁视为原发。慢性发作时,以出现最频繁的症状作为优先诊断;偶尔的惊恐发作或轻微的恐惧症状不影响诊断;发生于精神分裂症、Tourett 综合征、器质性精神障碍的强迫症状应被视为这些疾病的一部分。

(三)CCMD‐3:43.3 强迫障碍

(1)症状标准:一是符合神经症的诊断标准,并以强迫症状为主,至少有下列一项:以强迫思想为主,包括强迫观念、回忆或表象,强迫性对立观念,穷思竭虑,害怕丧失自控能力等;以强迫行为(动作)为主,包括反复清洁、核对、检查、询问等;上述的混合形式。二是患者称强迫症状起源于自己内心,不为他人或外界影响所强加。三是强迫症状反复出现,患者认为没有意义,并感到不快,甚至痛苦,因此试图抵抗,但不能奏效。

(2)严重标准:社会功能受损。

(3)病程标准:符合症状标准至少已 3 个月。

(4)排除标准:一是排除其他精神障碍的继发性强迫症状,如精神分裂症、抑郁症、恐惧症等。二是排除脑器质性疾病特别是基底节病变的继发性强迫症状。

ICD‐10 和 CCMD‐3 都把强迫障碍作为一个独立的疾病类别,最后归类的疾病大类为神经症,诊断的地位与焦虑症、惊恐障碍、应激障碍和分离转换障碍在一个层次上。DSM－5把强迫障碍作为一大类疾病单独排序，和焦虑障碍、抑郁障碍、精神分裂症等疾病是平行的关系，已经不再从属于焦虑障碍。

二、鉴别诊断

强迫障碍主要与抑郁障碍、广泛性焦虑障碍、躯体化障碍、疑病障碍等疾病鉴别。

（一）抑郁障碍

抑郁障碍患者可以出现强迫障碍症状（如反复的消极观念），强迫障碍患者也可以有抑郁体验。有强迫障碍症状的抑郁障碍患者可能随着抑郁情绪好转而使强迫障碍的症状减轻，有抑郁症状的强迫障碍患者也会因强迫障碍症状的改善而使抑郁症状消除。ICD－10建议，优先诊断抑郁障碍；DSM－5建议，若完全符合抑郁障碍相关诊断标准，则可以并立诊断。

（二）广泛性焦虑障碍

广泛性焦虑障碍与强迫障碍也极易混淆，两者都可能会表现出对某些事件反复思考，但广泛性焦虑障碍涉及得更广泛、不固定，是持续的担忧紧张、预期焦虑不安、一种"漂浮"样的困扰，很少有自我抵抗的感觉。而强迫障碍患者的思维通常都有明确的内容，多数有自我抵抗的感觉。另外，强迫动作和部分强迫思维多数情况下也是患者自我减轻焦虑症状的一种不恰当应对方式。

（三）躯体化障碍

躯体化障碍的表现主要是以躯体的不适症状与个体的过分关注和痛苦为主要特征，同时伴有反复的求医行为，但强迫障碍患者的症状不会仅仅局限于躯体症状。

（四）疑病障碍

疑病障碍主要是疾病的先占观念，对健康的过分担忧或对疾病的恐惧，伴反复求医或因忌讳疾病而刻意回避求医。强迫障碍的焦虑与恐惧更多的是针对来自自我的想法（如负面想法）、外界的干扰与刺激（如接触脏污或弄乱自己的秩序)等。

（五）精神分裂症及其他精神病性障碍

精神分裂症患者可以出现强迫障碍症状,鉴别诊断主要看有无其他精神病性症状(包括幻觉、妄想和言行紊乱等),是为之痛苦还是淡漠处之,是否与环境、现实协调等。精神分裂症患者对表现出的强迫障碍症状无痛苦感,而强迫障碍患者会为之痛苦。

（六）强迫型人格障碍

强迫型人格障碍是随着性格而发展出来的,症状严重程度较轻、社会功能影响不明显,患者的痛苦程度较轻。强迫障碍临床症状表现较严重,通常有明确的病程界限,社会功能影响明显。

（七）其他强迫相关障碍

其他强迫相关障碍如拔毛症、抓痕障碍、囤积障碍等疾病也具有强迫的特征,但与强迫障碍患者的专注点不同。如拔毛症专注于拔毛发,抓痕障碍专注于对皮肤的抠、剥等行为,囤积障碍则是对无意义或无价值物品的囤积且难以舍弃。

第五节　治　　疗

一、治疗目标

根据疾病的严重程度和治疗情况,确定适合患者的治疗目标。

(一) 急性期治疗

最大限度减少症状的频率和严重性,改善患者的社会功能和生活质量(家庭、社会、工作/学习、居家、为人父母和休闲方面)。

(二) 长期治疗目标

要根据疾病的严重程度和治疗情况,决定适合患者的长期治疗目标。分别为:

(1) 临床治愈,强迫症状消失,社会功能恢复,能够有效地应对压力,防止复发。

(2) 症状减轻到对社会功能和生活质量影响较小,比如在强迫症状上尤其是强迫动作上每天花费的时间少于 1 小时;强迫症状伴随的焦虑在可以耐受的范围内或几乎没有焦虑;能够带着"不确定感"生活;强迫障碍对日常生活的影响很小或几乎不造成痛苦;患者能够应对压力,防止症状有大的波动。

(3) 对于难治的患者,应最大限度减少症状的频率和程度,尽可能让患者接受带着症状生活,尽量减少疾病对生活质量和社会功能的影响。患者愿意接受持续治疗。

显著的临床改善、恢复和完全缓解可能会出现,但不会迅速发生。因此,持续治疗目标包括减少症状的频率和严重性,改善患者的功能以及帮助患者改善生活质量(在家庭、社会、工作/学习、居家、为人父母、和休闲方面)。治疗目标还包括提高患者配合护理的能力、提供帮助和支持处理应激、检测患者精神状态和必要时进行干预、使治疗的不良反应（药物不良反应）最小化以及对患者和家庭进行强迫障碍及其治疗方面的教育。

二、治疗原则

（一）建立治疗联盟

强迫障碍由于其疾病特点，患者的治疗依从性较差。如强迫障碍症状具有波动性，在症状较轻的时候，患者会认为没有继续治疗的必要性，依从性变差，并忽略适当的治疗，尤其是心理治疗；强迫障碍患者本身犹豫不决、重复、刻板等性格特点，对于要不要治疗、什么时候治疗、去哪里治疗等有较大的不确定性，依从性也会变差；对于一些难治性强迫障碍患者，在治疗前期即使给予了充分的药物治疗，也会因为反应差、失去治疗信心而忽略治疗。所以，建立和维护一个有效的治疗联盟是重要的，利用家庭、医院、社区等多方面的资源，使治疗的计划和实施更连贯，治疗效果也就会更好。

（二）定期评估

对患者的全面评估贯穿于疾病和共病诊断、治疗、康复等整个治疗过程，要根据评估结果，调整或改进治疗方案。一般来说，急性期治疗应该保证至少 2 周评估一次；长期治疗最好保证每月评估一次。每次调整或修改治疗方案前一定要进行评估。评估内容包括全面精神状况检查、强迫障碍症状的特点及严重性、强迫障碍与共病的进展与严重程度、患者安全性的风险程度、疾病对患者功能和生活质量的影响、治疗的效应及不良反应、合并躯体病及其治疗、治疗环境是否符合目前病情的严重程度、患者生存环境中的应激因素尤其是与强迫障碍症状相关的应激因素、患者的应激应付方式、家庭成员对强迫障碍症状的适应水平、家庭或照料者对患者症状的卷入等。

（三）多种方法综合治疗

医生应根据患者的具体情况选择药物治疗、心理治疗、物理治疗或者联合治疗。决定使用哪种或哪几种治疗方案，取决于患者症状的性质和严重程度、共病的精神障碍和躯体疾病的性质及治疗史、心理治疗资源的可获得性、患者当前的药物治疗承受能力和患者个人的治疗倾向。对于没有显著的抑郁或焦虑、对某种治疗方式没有表示出强烈厌恶、不愿意采用药物治疗而有意接受心理治疗的患者来说，可以考虑将心理治疗作为初始疗法。从循证证据来看，认知行为治疗强迫障碍研究证据最多，建议作为首选。

(四) 个体化原则

每位患者的年龄、躯体健康程度、强迫障碍症状的严重程度、疾病的自我认知以及能接受的治疗条件等都不尽相同，因此需要根据患者的实际情况来决定相应的治疗方案。总体来说，应根据患者情况使用最小有效剂量，在治疗强迫障碍症状的同时进行相关共病的治疗，避免使用可能加剧躯体疾病的药物。同时要考虑患者所有在使用的药物间的相互作用。要从疾病、药理、药效、药物代谢等多方面认真权衡并作出抉择。对于儿童、老年、妊娠期妇女等特殊群体的强迫障碍患者的治疗，更要因人而异制定个体化的治疗方案。

三、药物治疗

药物治疗是治疗强迫障碍的重要环节之一。选择治疗药物前要进行评估，考虑诊断的正确性，病情的特点和严重程度，共病与其他治疗药物相互作用的情况、依从性、存在的应激因素，药物的不良反应，药物的剂量等。

药物选择应从推荐的一线用药的药物开始，如 SSRIs 药物舍曲林、氟西汀、氟伏沙明、帕罗西汀等。如果经过一个疗程的治疗无效，应考虑增加到最大治疗用药剂量，如无效，再考虑进行换药或者联合治疗。不过，有些患者在首次治疗获益甚微的情况下，在治疗早期增加二线、三线药物的剂量也许有效。二线药物，如氯米帕明相比于安慰剂，对治疗强迫障碍有显著效果，但出于安全性考虑，在一线药物获益不佳的情况下，再考虑服用氯米帕明。一般情况下，采用氯米帕明首次治疗可以从 25 mg 睡前服用开始，以后逐日增加 25 mg，一周内日剂量达 150 mg，可分 2~3 次服用。氯米帕明常见的不良反应有口干、震颤、镇静、恶心、便秘、排尿困难和男性射精不能。日剂量达 250 mg 以上的少数患者，可引起全身抽搐发作。此时宜减低剂量或加用抗抽搐药物，以预防抽搐发作。如果足量足疗程的单药治疗方案效果不好，可以考虑联合使用抗精神病药治疗方案。

需注意的是，不管使用哪类药物，要及时处理药物治疗的不良反应，停止治疗时需要评估、密切监测和及时处理任何可能的药物（停药）不良反应。对处于剂量调整期的患者所出现的任何新的症状或状况恶化，均应及时处理。停药需要考虑逐渐停药，同时要注意观察是否出现症状复燃或恶化。停药前要进行全面的评估，并定期随访。若治疗无效需要换药或加药时，必须再次评估患者的症状特点及严重性、药物依从性、既往不良反应、共病情况、自杀风险、社会心理压力、与家庭和（或）照顾者的关系以及性格等。

四、心理治疗

强迫障碍的心理治疗也有很多种方法可供选择，应结合医师的治疗水平，可以采取不同的方法。

（一）认知行为疗法

认知行为疗法（CBT）是强迫障碍的一线心理治疗方法，可分为个体认知行为疗法和团体认知行为疗法，主要内容包括暴露和反应预防。治疗性会谈的次数、时间长短均未确定。理想的 CBT 每周一次，每次 90～120 分钟，总共 13～20 次。如果治疗有效，维持治疗 3～6 个月。较严重的患者可能需要更长时间和（或）较多次数的会谈。可能因为治疗个体化的原因，接受个体 CBT 治疗的患者改善更多。强迫障碍的治疗原理包括：认识评价模型、识别闯入性想法、认知重构策略等。开展认知行为治疗时，医师首先让患者了解到他们对强迫症状的重要性的错误评价是引起闯入性思维重复出现的最根本原因，让患者将闯入性思维正常化，再使用认知重构策略来挑战患者对强迫的重要性的错误解释，让强迫意识流自然通过意识层面，而不加控制就会对强迫症状有显著改善。国外有研究报道，认知行为疗法能有效改善强迫障碍患者的强迫症状，并且能降低患者的抑郁情绪。

CBT 可按以下阶段分步实施：一是教育阶段。了解和介绍强迫障碍的症状及应对方案；解释治疗重点，拟定治疗程序。二是暴露阶段。按照引发焦虑程度从最小到最大排列症状清单，帮助患者暴露在诱发焦虑及强迫行为的情境中，学习忍耐焦虑体验。三是反应预防。逐渐减少、消除强迫行为。四是认知干预。重新评估涉及情境中诱发强迫症状的危险观念。

(二) 支持性心理治疗

包括对强迫障碍患者进行耐心、细致的解释和心理教育，使患者了解其疾病的性质，指导患者把注意力从强迫症状转移到日常生活、学习和工作上，帮助其减轻焦虑；帮助患者分析自己的人格特点和发病原因，树立治疗信心，尽力克服心理上的诱因，以消除焦虑情绪；认真配合医生，找出心理因素，进行系统心理治疗或药物治疗等。以上这些支持性心理治疗的内容需要时刻在治疗过程中体现。

(三) 精神分析疗法

以无意识理论为基础，重视患者的童年创伤和无意识动机。认为强迫障碍的产生是由于其童年的经验、创伤被压抑到个体的潜意识中，在后天环境的偶然刺激下以强迫行为表现出来。通过向患者阐明之所以症状会持续存在的原因（如最佳适应、继发获益）来帮助患者克服阻抗，处理强迫症状带来的人际关系。主要通过自由联想、释梦和积极想象等技术挖掘患者的无意识动机和欲望以及所遭受的精神创伤，然后进行合理的解释让患者领悟到症状的真正意义，体验和感受症状的幼稚与可笑，使症状因失去存在的意义而消除，从而调整精神活动，逐渐建立新的行为模式。对患者潜意识的心理冲突和不成熟的防御方式进行理解和调整，缓解症状，促进患者的人格成熟。

(四) 森田疗法

森田疗法由日本的森田正马博士所创立，被认为是治疗强迫障碍的经典方法。该方法的治疗原则是顺其自然，为所当为。该方法认为，强迫障碍症状的存在是无法通过患者自己的意志克服的，只有坦然面对和接受，接受各种症状的出现，把心思放在应该去做的事情上，在症状存在的同时以自然的态度去追求自己的生活目标，这样才能冲破"思想矛盾"、阻断焦虑的发生。

(五) 厌恶疗法

厌恶疗法是一种通过轻微的惩罚来抑制目标行为症状，消除不良行为的治疗方法。该理论认为错误的与病态的行为,是在生活经历中特别是心理创伤的体验中,通过学习或条件反射固定下来的。通过再学习、条件反射和强化手段,也能消除和纠正病态行为,建立起健康的行为。如当患者的强迫行为出现时,立即给予使其厌恶的刺激,使其产生厌恶感觉,从而停止强迫行为。把令人厌恶的刺激与患者的强迫行为相结合,形成一种新的条件反射,以对抗原有的强迫行为,进而消除这种强迫行为。

(六)家庭疗法

家庭疗法可缓和家庭内部加剧患者症状的心理压力因素,或者改善症状相关的家庭弊病。少儿期强迫障碍患者的家庭特点是高情感表达,即批评多、互相卷入,但情感支持、温暖、亲近水平较低;较少使用积极的问题索解方法,较少鼓励子女的独立性;并且家庭功能受损,家庭成员沮丧、紧张,过度卷入仪式性行为、应对强迫性的需求。所以推荐以家庭为基础的认知行为治疗,以及其他注重人际系统改变的系统式心理干预。方法包括:心理教育、症状行为外化、症状监测、协助父母及同胞支持和犒赏患者完成暴露及反应预防家庭作业,并且让家庭成员避免无意中强化患者的仪式行为。对于成年强迫障碍患者,人际系统(夫妻及家庭)为对象的系统式心理干预显示出更好的疗效。治疗目标是帮助家庭成员降低他们对于患者强迫性仪式、强迫观念的过度迎合或对抗性的反应。

(七)认识领悟疗法

该疗法认为患者因为现实生活中遇到某种诱因难以应对时,便退行到儿童遭受精神创伤经历的恐惧状态中,以强迫动作去缓解恐惧,而回避成年人的现实困难。该疗法治疗的要点是揭露患者"幼年自我"的幼稚性和愚蠢性,让患者认清自己那种盲目的、不符合正常人逻辑的恐惧情绪的本质以及为解除这种幼年恐惧所采取的手段都是幼稚可笑的,让患者与之"划清界限",尽可能站在"成年自我"的立场上放弃"幼年自我"所策划的行动。

(八)催眠治疗

催眠治疗是指催眠师诱导受试者进入一种特殊的意识状态,在这种类似睡眠的意识状态中,利用被催眠者的个人特点,通过暗示,打破患者已固定、僵化的模式,让患者的思想能够重新变得灵活,从而找出解决问题的方法。

(九)正念疗法

正念疗法通常要求个体以一定的距离观察自己此时此刻的想法和感觉,但不去评判其好坏对错。正念疗法强调接纳当下发生的事情,不管是思维还是行为,个体只需要接纳。和暴露与反应阻止法相比,患者不必体会到强烈的精神痛苦,脱落率低。

(十)内观疗法

内观疗法是日本的吉本伊信先生提出的一种源于东方文化的独特心理疗法。内观疗法的三个主题是"他人为我所做的""我给他人的回报"和"我给他人带来的麻烦"。内观者围绕这三个主题,把自己的一生分成若干年龄段进行回顾,对自己人生中的基本人际关系进行验证,从而彻底洞察自己的人际关系,改变自我中心意识。内观疗法通过罪恶的意识与接纳、爱的重新体认和同理心与共同意识的建立来改善症状。

(十一)集体治疗

集体治疗这种形式能增加患者之间的凝聚力,患者之间的相互支持能够给其新的力量和动力以坚持有效的治疗,但缺点是针对个别患者的症状,在集体治疗中医师可能没有办法全部给予足够的重视,能够针对的只是患者之间的共性。因此,也可以建议患者采用自助疗法。

第六节　康复和预后

强迫障碍的病程可能是持续的也可能是波动性的,有些患者的症状类型会发生变化,有些则比较单一。大多数患者起病缓慢,无明显诱因,就诊时病程往往已达数年之久。就病程而言,54%~61%的患者为逐渐发展性病程,24%~33%的患者呈波动病程,11%~14%的患者有完全缓解的间歇期。所以,一般认为强迫障碍是一种慢性疾病,常有中度及重度社会功能障碍,长期的康复和预防就显得尤为重要。

一、康复

健康教育可以加强传播强迫障碍诊治及康复相关的知识,减少个体和公众对强迫障碍的片面理解,增加患者对于强迫障碍的知识与应对技能。心理医生、治疗医师和社会工作者在强迫障碍治疗或干预的不同阶段均要向患者赋权,让患者了解他们对于治疗、医师及方案等具有选择的权利。在教育的过程中,要鼓励强迫障碍患者提问,帮助患者澄清他们对病因的困惑,加强对症状、诊断的理解和认识,了解不同的治疗方案及程序、治疗策略和预后。医疗人员对不同文化背景的患者要具有文化敏感性,充分尊重患者的文化差异。有些强迫障碍患者的症状与宗教仪式有关,其宗教背景可以作为患者康复的资源。可为患者介绍一些与疾病相关的专业网站和科普读物,鼓励患者自助或加入互助团体,帮助患者在各种团队中获得自我管理所需要的知识、应对技能、方法、信心及各种技巧。要提高对强迫障碍的助人自助知识的普及,帮助患者认识自己,帮助社会接纳患者,帮助患者的家属应对他们感受到的来自社会的误解,帮助患者及其家属消除羞耻感,促进社会各界对该疾病的正确认识、理解和接纳。

健康教育的主要内容:

(1) 治疗知识教育。治疗知识教育包括患者及其家属了解该疾病的危险因素、症状、病程、治疗、预后及依从性教育。

（2）药物治疗的教育。通过通俗易懂的方式告知患者及其家属在治疗强迫障碍过程中可供选择的药物方案及疗效、各种药物的费用及可能导致的不良反应，服药时间、何时停药、换药对治疗的影响。

（3）心理咨询与治疗的教育。心理咨询与治疗可作为轻中度强迫障碍的治疗推荐方案及重度强迫障碍的联合治疗方案，其疗效有很好的循证证据支持。要让患者清楚地了解心理咨询与治疗的流程、适应范围与核心要素。

（4）治疗预期的教育。许多患者及其家属对治疗具有不现实的预期，不论药物治疗、心理治疗还是其他治疗，通常都不会太快出现临床康复和完全缓解的情况。因此在治疗的选择过程中应帮助其建立现实的预期和目标。现实的预期和目标包括降低症状的发作频率和严重程度，提高患者的社会功能，帮助患者提升生活质量。强迫障碍具有反复复发和慢性化的倾向，要告知患者及其家属坚持长期治疗的重要性。

二、预防

除去引起强迫障碍的不可控因素，如遗传或脑部病变等外，通过某些方面的调整，在一定程度上可以降低强迫障碍的发病危险性。

（1）认知的自我训练。强迫障碍患者常常存在一些不同常人的认知，如常会认为"世界充满危险""我不好的想法会变成行为，那多可怕""我不应该有这样的想法，必须把它驱除出去""只有我才会有这样的不道德想法，这种想法必须压制"，而这样一些认识陷阱常常不会被当事人所知觉。具有过度责任感的人，常困扰于必须严格按照计划行事，力求每一个细节都要完美。要帮助患者训练更具弹性和灵活的认识及解决问题的思维方式，勇敢打破思维僵化的分析和评判。如将认为"事情应该是"改变成"事情可能是"、"凡事必须"改变成"尽可能"等更为灵活的认知方式。

（2）学习建立良好的人际关系。强迫障碍患者常常是孤独的，人际亲和力较差，他们不能从人际关系中得到快乐，也不能带给别人快乐。他们的人际交往像机器一样，喜欢分析、推理和思辨。大多数患者是以自己智商来适应环境的，他们认为应对问题除了严密的分析和推理之外别无他法。良好的人际关系有益于情感的表达,可以获得更多的社会支持和安全感,增强人际信任感。丰富和多样的社会交往和人际生活可以使人的僵化而固有的认知和应对模式得以修正。

（3）发展个人兴趣。培养和发展个人兴趣,使自身的精神活动能指向积极快乐的事物和环境,既可打破强迫性僵化的思维,也可训练自己的其他感知觉,丰富行为的多样性。个人兴趣的培养应根据自身的喜好和心理特点选择适合自己兴趣的活动,如运动、健身、摄影、绘画、音乐、旅游、艺术欣赏、烹调、舞蹈等。个人兴趣的发展还有利于增进与朋友的交往,改善人际关系,减少孤独自闭,促进行为的学习、模仿和个性熏陶。

（4）劳逸结合。与我们身体各个器官一样,大脑良好的功能依赖于大脑适度的工作负荷和不同脑区功能的平衡。大脑也需要正常的工作,在不同的年龄做不同的事情。长期不用脑,大脑处于无负荷状态就会自动生出一些功能不良的"任务"来工作,如过分关注一些无意义的细节,这些就是强迫障碍症状的开始,如对一些没有什么意义的鸡毛蒜皮的事过度注重并反复检查。因此,承担一定的工作任务既可使自己找到生活的意义和乐趣,又能训练自己的认知思维能力,对提升自信心、自尊心和正性情感具有积极作用,可以降低发生强迫障碍的风险。脑的科学性表现在以下几点：一是兴奋和抑制是有规律的,按照生物钟进入大脑兴奋与抑制的时间周期,生活有规律,觉醒与睡眠有规律。二是工作、学习与娱乐、休闲的平衡。不是所有的时间都用来工作或学习,大脑不是为工作和学习而存在的,工作和学习是大脑为生存和种族繁衍所具有的功能。有工作任务的时候,大脑的高级认知网络发挥主要作用,没有工作任务的时候,其他的脑区就会发挥重要的功能。睡眠、闲聊、漫步、幻想甚至适当发呆都是大脑整体功能的一部分,不要剥夺了这些功能而让自己每时每刻都在工作或学习。

（5）摆脱极端的完美主义。我们只能认识环境、学习适应环境,而不可能强迫环境按照我们的"效果图"做改变。当环境不能在短时间内改变时,我们就需要尽快地适应环境。强迫障碍患者经常对环境有很多的不满意,觉得这也不好、那也不行。他们一方面苛求自己,另一方面对身边的事物和环境也十分苛求,使自己的生活空间越来越狭小。强迫障碍患者应降低刻板要求、放弃对完美的追求,增强个体适应环境的张力和弹性。

（6）接受专业的心理咨询。具有明显和严重情绪问题甚至影响到正常学习、生活功能的个体,应积极寻求专业的心理咨询的帮助,缓解过度的紧张和压抑,重建自信心,消除不当认知,将强迫性认知消灭在萌芽时期。

第七节 案 例 分 析

一、强迫性障碍

患者：小 A，女，19 岁，学生，由父母陪同就诊。

代主诉：不自主发出吞咽声 1 年余，害怕、不愿出门半年。

现病史：患者于 2020 年 5 月高三下半学期自觉学习压力大，渐渐不自主地咽口水，自己无法控制，并觉得自己吞咽的声音很响，以至于影响到课堂，自己感觉很难为情，觉得同学会用奇怪的眼光看自己，上课也无法集中注意力。当时在母亲陪同下至医院就诊，诊断为"躯体化障碍"，给予某药物治疗（具体不详），但是患者并未服用。此后患者仍不自主地吞咽并为此紧张、担心，学习成绩明显下降，不愿参加社交活动，害怕外出，担心别人看自己的眼神不对。2020 年 8 月底来上海读大学，自觉发出吞咽声音的频率较前增高，平均 10 分钟有一次吞咽的声音，频繁时 1 分钟两三次，而自己无法控制。自诉"吃饭也受影响，喝水也受影响"，自己努力控制但也徒劳。有时被同学听见时很尴尬，询问自己是不是不舒服。患者因此而感到痛苦，甚至觉得活着没意思，但未采取具体行动。2020 年 9 月 24 日在学校心理咨询师的建议下来我院门诊就诊，诊断为"焦虑障碍"，予以舍曲林最大剂量 100 mg/日药物治疗。服药后出现便秘副作用，吞咽次数较前减少，但仍不敢外出，在学校时感觉别人看自己的眼神不对，2020 年 10 月底办理休学。服药两月后自行停药，此后一直待在家中，不愿外出，在家时吞咽次数较前好转，但外出后吞咽次数就会增加，而且会担心周围人看自己的眼神异常。2021 年 6 月初，为复学，患者在当地医院复诊，诊断不详，予以帕罗西汀、氟伏沙明药物治疗，但患者未规律服药，效果不明显。为进一步诊疗，患者来我院就诊，门诊以"强迫性障碍"收治入院。自发病以来，无外跑现象，无冲动、打人行为，有消极意念，无自伤、自杀等行为，近来进食一般，夜间睡眠差，大小便无异常，体重无明显变化。

既往史：患者否认有心、肝、肾等重大器质性疾病史，否认有急慢性传染病史，否认有脑外伤、感染、高热、惊厥、抽搐、昏迷、中毒、癫痫、骨折、手术等病史，否认有输血史，否认有食物及药物过敏史，预防接种史按序进行。

个人史：第一胎第一产，足月顺产，母孕期及幼时生长发育情况无异常。适龄入学，学习成绩优秀，高三下半学期学习成绩下降明显。后考入上海某大学，目前为大一休学。人际关系差。否认有放射性物质、粉尘、化学物质、工业毒物接触史。未婚未育，否认有恋爱史。否认有不洁性交史，否认有不良嗜好史。月经正常。病前性格内向、敏感。

家族史：患者否认两系三代有精神异常史。

（一）体格检查

体温：36.6℃；脉搏：106 次/分；呼吸：20 次/分；血压：120/80 mmHg。

（二）精神检查

1. 一般情况

（1）意识：清晰。

- 叫什么名字？ "小 A。"（对）
- 今年多大了？ "19 岁了。"
- 你认识我吗？ "医生。"

（2）定向：对时间、地点、人物能准确定向。

- 现在是什么时间？ "下午。"（对）
- 这里是什么地方？ "医院。"（对）
- 我是做什么的？ "医生。"（对）

（3）仪态：仪态整，貌龄相符。

（4）接触：接触合作，交谈中不愿有眼神交流。

（5）注意：主动注意力欠集中，时有扭头看向别处；被动注意无注意涣散及随境转移。

2. 感知

（1）错觉：未引出。

- 这是什么？ "手机。"（对）

- 什么颜色？ "黑的。"(对)
- 我手里拿的是什么？ "笔。"(对)

(2)幻觉：否认幻听、幻视、幻嗅等。

- 一个人的时候耳边有听到什么声音吗？ "没有。"
- 有看到什么奇怪的东西吗？ "没有。"
- 身上会有虫爬的感觉吗？ "没有。"
- 有闻到什么怪味道吗？ "没有。"

(3)感知综合障碍：未引出时间、空间及形体等感知综合障碍。

- 有感觉时间忽快忽慢吗？ "没有。"
- 有感觉房间忽大忽小吗？ "没有。"
- 有感觉自己的手忽长忽短吗？ "没有。"

3. 思维

(1)思维联想障碍：对答切题,未引出思维联想障碍。

- 你以前住过医院吗？ "没住过。"
- 这次为什么来这里？ "心情不好,老师建议我来,我就来了。"
- 这次是你自己想住院的？ "我想复学,学校要你们医院开复学证明。"

(2)思维逻辑障碍：未引出逻辑倒错等。

- 红旗代表什么？ "不代表什么。"
- 红旗是什么颜色？ "红颜色。"
- 五星红旗代表是什么？ "中国国旗。"

(3)思维内容障碍：可引出关系妄想。

- 家里人对你怎么样？ "还好的。"
- 你对家人好吗？ "还行吧。"
- 跟同学关系好吗？ "一般性。"
- 有觉得同学针对你吗？ "觉得他们看我眼神不对。"
- 这话怎么讲呢？ "就是我吞咽口水声音太大时,他们会用奇怪的眼神看着我。"
- 你逛街时有觉得别人看你眼神不对吗？ "也有的,主要是我吞口水的声音太大了。"
- 走在路上会觉得有人对你指指点点吗？ "就觉得我奇怪啊。"

- 曾经有过觉得自己特别能干、无所不能的感觉吗？ "没有。"
- 那有过觉得自己什么都不如别人的想法吗？ "现在学不进去。"
- 自己的想法不说出来别人会知道吗？ "不会知道。"
- 觉得有人监视你、控制你、跟踪你吗？ "没有的。"

4. 情感

(1) 性质改变：焦虑、担心、害怕、痛苦。存在消极观念。

(2) 波动性改变：情绪不稳。

(3) 协调性改变：情感协调。

- 最近心情怎么样？ "在家里还好。"(扭头)
- 在哪里不好？ "就是出去的话就不好。"
- 有过心情很差的时候吗？ "有的,就是上学时我觉得影响别人,别人也觉得我奇怪。当时很痛苦,觉得活着没意思。"
- 采取过什么措施吗？ "没有。"
- 你觉得自己怎么影响别人了？ "我会很担心、害怕,担心别人觉得我很怪。"
- 怎么怪了？ "就是我吞口水声音太大了,他们都听见了。"
- 听见就听见了吧。 "我会很担心,怕影响到别人,很烦、很痛苦。"(焦虑)
- 有想过不活吗？ "想过的,但是没有做。"
- 现在还这么想吗？ "吞咽频繁时会出现。"
- 有过心情很好,做什么事情都感兴趣的时候吗？ "没有的。"(哭泣)

5. 意志行为

(1) 意志与意向：意志要求减退,精力下降,兴趣减退、夜间睡眠差。

(2) 行为与动作：存在强迫吞咽、强迫扫视动作。

- 最近在家里都做什么？ "没什么想做的。"
- 觉得没有精力？ "是的,每天都无所事事的。"
- 那出去逛逛吗？ "不愿意出门。"
- 以前有什么兴趣爱好吗？ "我以前喜欢看小说、画画、玩游戏,现在没什么兴趣。"
- 对以后有什么打算？ "想回去上学。"
- 怎么没去上学呢？ "就是担心别人觉得我怪。"

- 你控制得住吗？ "根本控制不住,很痛苦。"
- 一般多长时间吞咽一次？ "这要看在哪里,什么时候。"
- 你能说说吗？ "我上课时、人多时,会吞咽得很厉害,而且担心影响到别人,很害怕。"(紧张)
- 你最近心情怎么样？ "一般化。"
- 吃饭怎么样？ "随便吃点就好了。"
- 睡觉呢？ "睡得晚。"
- 一般几点睡？ "1~2点。"
- 最晚几点？ "晚的时候3~4点。"
- 是睡不着,还是干吗？ "有时是睡不着,有时玩手机。"
- 还有什么控制不住要做的事情吗？ "我会强迫扫视,比如上计算机课时,我不能看自己的计算机,我会看左右两边的计算机。"
- 是看内容还是看人啊？ "都有的,就是不能看自己的。"(低头)
- 平时在家写作业吗？ "写不进去的。"(低头)

6. 智能

(1) 记忆：即时、近事、远事记忆无异常。

- 记个电话号码：138×××× 3028。 "138×××× 3028。"(对)
- 你今天早上吃的是什么啊？ "早上没吃。"(对)
- 你最早在什么时候看过病？ "去年。"

(2) 计算：正常。

- 一件衣服282元,支付300还要找你多少元？ "18元。"
- 那如果打8折是多少钱？ "225元。"
- 还有零头吗？ "还有6角。"

(3) 常识：正常。

- 国庆节是哪天？ "10月1日。"
- 劳动节是哪天？ "5月1日。"
- 元旦是哪天？ "1月1日。"

(4) 判断：正常。

- 1公斤铁、1公斤棉花哪个重？ "一样重。"
- 长方形的四个角切掉一个角还剩几个角？ "三个,不对五个。"

- 树上有 10 只鸟,开枪打死 1 只还剩几只? "没有了,剩下飞掉了。"

(5) 理解力:正常。

- 坐井观天是什么意思? "井底之蛙,没有远见。"
- 芝麻开花节节高是什么意思? "越来越好。"
- 竹篮打水的后半句是什么? "一场空。"

(6) 自知力:部分。

- 觉得自己有什么问题吗? "就是吞咽口水。"
- 现在困扰你的是什么? "也是控制不了吞咽口水。"
- 你觉得自己有必要住院吗? "我想来治好的。"

(三) 诊断

意识清,定向全,仪态整,注意力欠集中,接触交谈合作,交谈中不愿有眼神交流,问答切题,思维连贯,反复担心别人会说自己,交谈中可引出关系妄想,情绪不稳,紧张,焦虑,意志要求减退,精力下降,兴趣减退,存在消极观念,夜间睡眠差,存在强迫吞咽、强迫扫视动作,智能无异常,自知力部分。根据 ICD‑10 诊断要点,结合病史、体检及精神检查,诊断:强迫性障碍。

1. 根据 ICD‑10 诊断标准

诊断要点:

(1) 临床特征:强迫吞咽、强迫扫视动作,徒劳地加以抵制,实施动作的想法本身令其不愉快,令人不快的动作一再出现。

(2) 病程标准:总病程 1 年余。

(3) 分型标准:以强迫动作为主。

2. 严重度及风险评估

自知力部分,社会功能受损。

(1) 冲动风险行为评估分:2 分,提示一般风险。

(2) 自杀风险评估分:6 分,提示中度风险。

(3) 出走风险评估分:1 分,提示一般风险。

(4) 健康风险评估分:0 分,提示无风险。

（四）药物治疗

患者目前存在明显的强迫行为，有反复的担心。患者既往服用舍曲林，有一定疗效，但患者不规律服药。舍曲林对控制强迫症状有一定的疗效，故本次继续使用舍曲林，根据病情变化调整药物剂量，护理上注意防消极。

二、混合性强迫思维和行为

患者：小C，女，15岁，学生，父母陪同就诊。

代主诉：反复担心、重复思考2年，重复行为加重2个月。

现病史：2020年患者读初二时会因为一道题反复地问老师，老师给其解答之后还是会觉得有问题，会反复地思考同一个问题好几天，当时家属未予重视。患者于2022年9月就读高一，因一次月考未能考好，就反复地纠结于一道题，会问老师很多遍，知道如何解题后还是会觉得有问题，会反复地在脑子里想着这道题，有时候会想两三天，直到下一个问题出现时才会放下。想着这些问题时患者会觉得很难受，心情不好，有时难受到想要跳楼自杀，还会出现恶心、呕吐等症状，夜间睡眠差，入睡困难，当时家属觉其有点异常，就带其到当地某医院就诊，诊断为"强迫症"，予氟伏沙明50 mg/日、枸橼酸坦度螺酮片10 mg/日药物治疗，服药后出现嗜睡等药物不良反应。2022年10月，患者又出现反复思考一道题的情况；把垃圾扔入垃圾桶时会感觉自己五指上沾染的脏污分布不均匀而会反复地去捡起垃圾来摸个遍，频率高时会达十多遍；会反复地关门，关门时五指在门把手上必须分布均匀才可以；在家里会反复地站在瓷砖上，双脚也要保持同样的距离才可以；走在路上，遇到有凸起的地方，双脚一定要站上去，并且要反复地尝试，要受力均匀才放心；躺在床上时会觉得门没有关好，会反复地去关门……这样的行为让患者感到很难受，想要去控制但是控制不住。平时饮食好，夜晚入睡困难，脑子里会反复想着白天发生的事情，白天嗜睡。为进一步诊疗，由家属陪同要求住院治疗。自发病以来，无外跑现象，无冲动、打人行为，否认有消极意念，无自伤、自杀等行为。大小便无异常，体重无明显变化。

既往史：患者否认有心、肝、肾等重大器质性疾病史，否认有急慢性传染病史，否认有脑外伤、感染、高热、惊厥、抽搐、昏迷、中毒、癫痫、骨折、手术等病史，否认有输血史,否认有食物及药物过敏史,预防接种史按序进行。

个人史:独生子女,足月剖宫产,母孕期及幼时生长发育情况一般。适龄入学,现读高一。否认有放射性物质、粉尘、化学物质、工业毒物接触史。未婚未育,有一次恋爱史,否认有不洁性交史,否认有烟酒等不良嗜好史。月经正常。病前性格外向、活泼。

家族史:否认两系三代有精神异常史。

(一) 体格检查

体温:36.7℃;脉搏:90 次/分;呼吸:20 次/分;血压:125/70 mmHg。

(二) 辅助检查

血脂:甘油三酯 1.86 mmol/L,升高;血糖:7.13 mmol/L,升高;血常规、CRP、肝肾功能检查均正常;TCD:正常颅内多普勒血流图;脑电图:正常脑电图。儿童韦氏智力:118 分,属正常范围中上水平;P300、SEP(上下肢)、VEP:波形波幅未见异常;心电图:正常范围心电图;SCL-90:重度强迫症状、重度人际关系敏感、中度抑郁症状、中度敌对情绪、中度偏执症状、轻度躯体化症状、轻度恐怖症状;SDS:58 分,重度抑郁症状;SAS:53 分,中度焦虑;强迫症状问卷:31 分,重度强迫症状。

(三) 精神检查

1. 一般情况

(1) 意识:清晰。

- 你叫什么名字? "小 C。"
- 今年几岁了? "15 岁。"
- 你认识我吗? "不认识。"

(2) 定向:对时间、地点、人物能准确定向。

- 现在是什么时间? "上午。"(对)
- 这里是什么地方? "医院里。"(对)
- 我是做什么的? "医生。"(对)

(3) 仪态:仪态整,貌龄相符。

（4）接触：接触合作。

（5）注意：主动注意力集中，能将注意力转向回答内容；被动注意无注意涣散及随境转移。

2. 感知

（1）错觉：未引出。

- 这是什么？　"手机。"（对）
- 什么颜色？　"黑色。"（对）
- 我手里拿的是什么？　"笔。"（对）

（2）幻觉：未引出幻听、幻嗅、幻视等幻觉。

- 一个人的时候耳朵里会听到有人说话的声音吗？　"这个没有的。"
- 有看到什么奇怪的东西吗？　"没有。"
- 身上会有虫爬的感觉吗？　"没有。"
- 是什么人送你来看病的？　"我妈带我来的。"
- 有闻到什么怪味道吗？　"没有。"

（3）感知综合障碍：未引出时间、空间及形体等感知综合障碍。

- 有感觉时间忽快忽慢吗？　"没有。"
- 有感觉房间忽大忽小吗？　"没有。"
- 有感觉自己的手忽长忽短吗？　"没有。"

3. 思维

（1）思维联想障碍：对答切题，思维连贯。

- 你以前有住过院吗？　"没有，就是去医院看过。"
- 什么时候去看的？　"今年9月份。"
- 去医院看了医生有说是什么情况吗？　"就说是强迫症，然后给我吃了一些药。"
- 吃了药之后感觉会好一点吗？　"也就那样，没啥改变。"
- 觉得自己的脑子没有以前反应快了吗？　"那倒是没有。"

（2）思维逻辑障碍：未引出逻辑倒错等。

- 红旗代表什么？　"不代表什么。"
- 五星红旗代表是什么？　"国旗。"
- 百分号有什么特殊的含义吗？　"没有呀，就是一个数学符号而已。"

(3) 思维内容障碍：存在强迫思维，未引出妄想。

- 从什么时候开始有这种反复想着一道题的？ "初二的时候就有的，但是那时候没有现在这么严重。"

- 能具体地说说吗？ "就是我做的那道我就会反复地去纠结，去想这个问题为什么会是这样，就像想1加1为什么会等于2是一个道理。"

- 会反复想到什么程度？ "有时候会反复去想这道题还是有问题的，有时候会想两三天，等新的问题来了才会放弃前面的问题。"

- 那你觉得难受吗？ "很难受的。"

- 会觉得有人故意针对你吗？ "没有。"

- 走在路上会觉得有人对你指指点点吗？ "没有。"

- 会觉得有人监视你吗？ "没有。"

- 有觉得有仪器控制你吗？ "没有。"

- 自己的想法不说出来别人会知道吗？ "我自己的想法不说出来别人怎么会知道？"

- 以前有过自己特别能干的感觉吗？ "没有的。"

4. 情感

(1) 性质改变：存在消极言语，焦虑。

(2) 波动性改变：未见明显情感波动性改变。

(3) 协调性改变：未见明显情感协调性改变。

- 最近心情很不好？ "心情一般，就是有时候我的这种反复的行为让我很难受的。"

- 难受到什么程度？ "难受到我想去跳楼的那种地步，还有一次难受到呕吐了。"（焦虑的表情）

- 难受到想要跳楼有实施过吗？ "没有。"

- 有开心的时候吗？ "最近没有的。"

5. 意志行为

(1) 意志与意向：意志要求一般。

(2) 行为与动作：强迫行为，未见明显怪异行为与动作。

- 为什么会来这里要求住院呢？ "就是我现在的强迫让我很难受。"

- 有哪些行为让你很难受？ "把垃圾扔垃圾桶里时感觉自己的五指沾染

的脏污分布不均匀,就会反复地去把垃圾捡起来摸个遍。"

- 一般会反复几遍? "有时候会有十多遍吧。"
- 除了扔垃圾还有其他的吗? "会反复地关门,门把手上五指必须分布均匀才可以;在家里会反复地站在瓷砖上,双脚也要保持同样的距离才可以;走在路上,遇到有个凸起的地方也要双脚站上去,必须要反复地尝试,要受力均匀才放心。"
- 那你会去控制吗? "我控制了,但是还是不行的,不管用的,很难的。"
- 这种行为是从什么时候出现的? "今年的 10 月份比较明显的。"
- 以前有什么兴趣爱好吗? "喜欢物理。"
- 现在还感兴趣吗? "现在就是很害怕的。"
- 你有什么要求吗? "就是想赶紧地好了,想去好好上学。"
- 吃饭怎么样? "还可以。"
- 睡觉呢? "就是躺在床上想白天的事情就睡不着,睡不着就会起来反复地关门。"

6. 智能

(1) 记忆:即时、近事、远事记忆无异常。

- 记个号码可以吗? 65241507。 "65241507。"
- 你今天早上吃的是什么啊? "什么都没吃,没有胃口。"
- 你之前去的是哪家医院看的病? "去过很多医院。"

(2) 计算:正常。

- 平时自己买东西吗? "嗯,买的。"
- 一条裙子 150 元,3 条多少钱? "450 元呀。"
- 打 6 折后一共多少钱? "270 元。"
- 给 300 元要找你多少钱? "30 元呀。"

(3) 常识:正常。

- 国庆节是哪天? "10 月 1 日。"
- 元旦是哪天? "1 月 1 日。"
- 情人节是哪天? "2 月 14 日。"

(4) 判断:正常。

- 1 公斤铁、1 公斤棉花哪个重? "一样重。"

- 长方形的四个角切掉一个角还剩几个角？ "五个。"
- 树上有 10 只鸟，开枪打死 1 只还剩几只？ "全都飞了。"

（5）理解力：正常。

- 坐井观天是什么意思？ "坐在井里看天，看到的范围小。"
- 此地无银三百两是什么意思？ "欲盖弥彰。"
- 竹篮打水的后半句是什么？ "一场空。"

（6）自知力：部分。

- 你觉得自己有什么问题吗？ "就是强迫行为和思维。"
- 现在困扰你的是什么？ "就是反复地去做同一件事还有思考同一个问题。"
- 你觉得自己有必要住院吗？ "我想来治好的。"

（四）诊断

意识清，定向全，仪态整，注意力集中，接触交谈合作，思维连贯，未引出幻觉、妄想，意志要求一般，情绪焦虑，夜间睡眠差，存在强迫行为、强迫思维，智能无异常，自知力部分。根据 ICD‒10 诊断要点，结合病史、体检及精神检查，诊断：混合性强迫思维和行为。

1. 根据 ICD‒10 诊断标准

诊断要点：

（1）临床特征：强迫行为，强迫思维，徒劳地加以抵制，实施动作的想法本身令其不愉快，令人不快的动作一再出现。

（2）病程标准：总病程 2 年余。

（3）分型标准：以强迫动作、强迫思维为主。

2. 严重度及风险评估

自知力部分，社会功能受损：

（1）冲动风险行为评估分：2 分，提示一般风险。

（2）自杀风险评估分：6 分，提示中度风险。

（3）出走风险评估分：2 分，提示一般风险。

（4）健康风险评估分：0 分，提示无风险。

（五）鉴别诊断：适应障碍

患者上高一时，因换新环境而出现强迫症状，由以前的熟悉环境进入到陌生的高中生活，人际关系网发生改变，强迫动作明显加重，故需要鉴别。适应障碍是一种以主观痛苦和情绪紊乱为主的状态，通常妨碍社会功能和操作，出现于对明显的生活改变或应激事件的后果进行适应的期间，应激源可能是影响了个体社会网络的完整性，或影响到较广泛的社会支持系统，常常会表现抑郁、焦虑烦躁，还有一定程度的日常生活中的功能损害，有时会伴有暴力行为。起病通常在应激事件发生后一个月之内。根据以往病史及今日精神检查，患者目前主要以强迫症状为主，且患者病情在初中期间就已经存在，故不暂考虑适应障碍。

（六）药物治疗

患者存在明显的强迫思维、强迫行为，情绪焦虑。患者既往服用氟伏沙明、枸橼酸坦度螺酮片，疗效不明显，且出现嗜睡等药物不良反应，故本次予以舍曲林治疗，根据病情变化调整药物剂量。

参 考 文 献

［1］李凌江,陆林.精神病学［M］.3 版.北京：人民卫生出版社,2015.

［2］张少平,秦伟.心理咨询师精神科临床实训手册［M］.上海：上海大学出版社,2018.

［3］中华医学会精神科分会.中国精神障碍分类与诊断标准(CCMD-3)［M］.济南：山东科学技术出版社,2001.

［4］世界卫生组织.ICD-10 精神与行为障碍分类临床描述与诊断要点［M］.范肖冬,汪向东,于欣,等译.北京：人民卫生出版社,1993.

［5］Michael Gelder,Paul Harrison,Philip Cowen.牛津精神病学教科书［M］.刘协和,李涛,主译.成都：四川大学出版社,2010.

［6］赵靖平.精神分裂症综合康复技术使用手册［M］.上海：上海人民出版社,2010.

［7］张维熙,李淑然,陈昌惠,等.中国七个地区精神疾病流行病学调查［J］.中华精神科杂志,1998(2)：5-7.

［8］Gelenberg A J,Freeman M P,Markowitz J C,et al. Practice Guideline for the Treatment of Patients with Major Depressive Disorder［M］. 3rd ed. Washinton DC：American Psychiatric Publishing,2010.

［9］方贻儒.抑郁障碍［M］.北京：人民卫生出版社,2010.

［10］Won E,Park S C,Han K M,et al. Evidence-based,pharmacological treatment guideline for depression in Korea［J］. Korean Med Sci,2014,29(4)：468-484.

［11］马辉,杨华,张宁.抑郁症康复期心理社会功能恢复特点及持续心理治疗的必要性［J］.中华行为医学与脑科学杂志,2011(12)：1145-1146.

［12］薛云珍.抑郁症认知功能障碍研究与治疗［M］.北京：人民卫生出版社,2008.

［13］赵靖平.2010 版美国抑郁症治疗指南要点介绍［J］.中华精神科杂志,2012(3)：177-180.

［14］李凌江,马辛.中国抑郁障碍防治指南［M］.北京：中华医学电子音像出版社,2015.

［15］孔学礼.精神病学［M］.2 版.北京：高等教育出版社,2013.

［16］吴文源.焦虑障碍防治指南［M］.北京：人民卫生出版社,2010.

［17］江开达.精神病学［M］.2 版.北京：人民卫生出版社,2010.

[18] 郝伟.精神病学[M].7 版.北京：人民卫生出版社,2013.

[19] American Psychiatric Association. Diagnostic and Statistical Manual of Mental Disorders (DSM－5)[M]. American Psychiatric Pub, 2013.

[20] Jill T E, Lauren C S, Courtney L W. Separation Anxiety Disorder in Youth: Phenomenology, Assessment, and Treatment[J]. Psicol Conductual, 2008, 16(3): 389－412.

[21] Paul L V, Doug P V, Laura M G, et al. Traits of Separation Anxiety in Childhood: A Retrospective Study of Samonan-Men, Women, and Fa'afafine [J]. Arch Sex Behav. 2011, 40: 511－517.

[22] 申自力,王传升,刘海燕,等.分离性焦虑障碍史与成年期精神疾病的关系(综述)[J].中国心理卫生杂志,2012(1): 19－23.

[23] 苏亮,蔡亦蕴,施慎逊,等.中国老年焦虑障碍患病率 Meta 分析[J].临床精神病学杂志,2011(2): 87－90.

[24] 张林峰,韩淑祯.躯体疾病与其所致情感障碍的相关性进展研究[J].大家健康(下旬版),2015(3): 567.

[25] 吴攀攀.强迫症心理治疗方法的新进展[J].湖北函授大学学报,2015(7): 95－96.

[26] 程洪燕.强迫症的心理治疗研究进展[J].山东医药,2015(23): 96－98.

[27] 史建军,张刚中,王家威.立体定向核团毁损术治疗难治性强迫症 27 例分析[J].中国实用神经疾病杂志,2014(22): 98－99.

[28] 刘耀中,张珺,窦凯等.重复经颅磁刺激治疗强迫症的研究进展[J].暨南大学学报(自然科学与医学版),2014(2): 136－141.

[29] 张蒙蒙,杨彦春.难治性强迫症治疗进展[J].华西医学,2014(7): 1380－1383.

[30] Husted D S, Shapira N A. A Review of the Treatment for Refractory Obsessive-Compulsive Disorder: From Medicine to Deep Brain Stimulation[J]. CNS Spectr, 2004, 9(11): 833－847.

[31] Goodman W K, Mcdougle C J, Barr L C, et al. Biological Approaches to Treatment-Resistant Obsessive Compulsive Disorder[J]. J Clin Psychiatry, 1993, 54, Suppl(2): 16－26.

[32] 李素水,范彦蓉,孙志刚,等.儿童和青少年强迫障碍的临床特征与治疗进展[J].国际精神病学杂志,2014(3): 171－176.

[33] 丘春柳.新型与传统抗强迫药物治疗强迫症 2 年效果随访对照研究[J].临床和实验医学杂志,2015(15): 1259－1262.